GU RATGEBER GESUNDHEIT

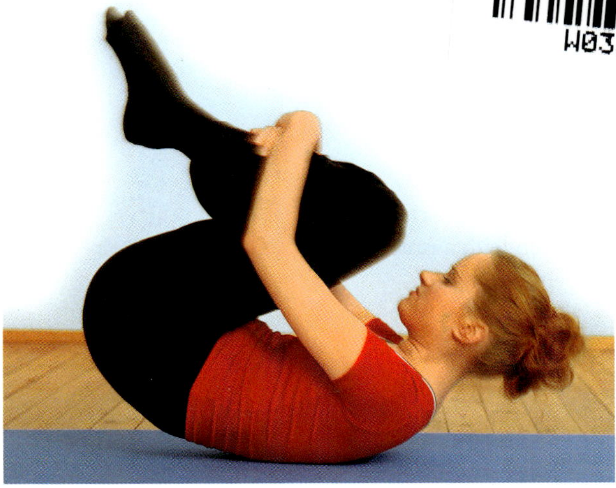

PROF. DR. MED. GÜNTHER T. WERNER
MICHAELE NELLES

Rückenschule

Endlich schmerzfrei und entspannt

- Wirksame Übungen: Was dem Rücken wirklich hilft
- Richtig sitzen, stehen und bewegen
- Rückenfreundliche Möbel, geeignete Sitzhilfen

GU

Inhalt

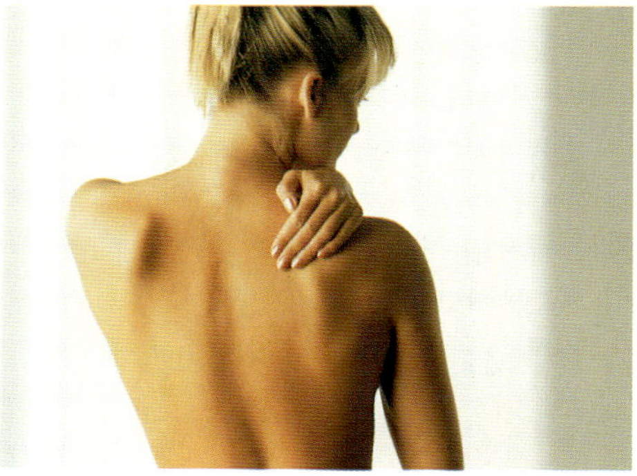

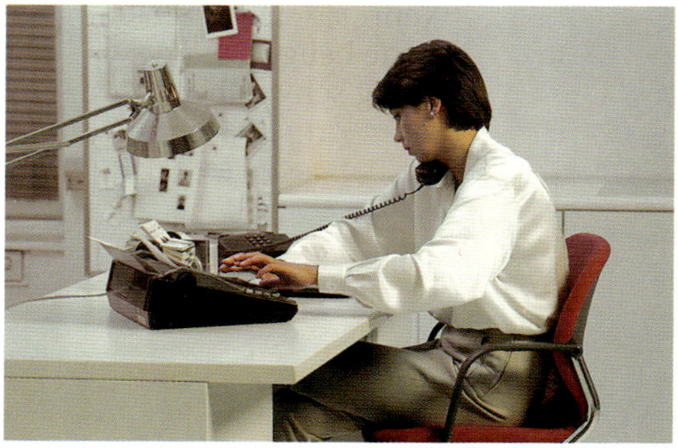

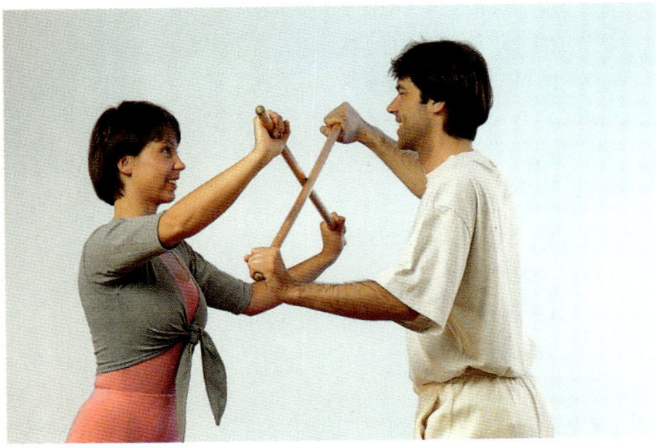

Wichtiger Hinweis

Dieses Buch wendet sich sowohl an Menschen, die unter Rückenbeschwerden aufgrund von Haltungsfehlern leiden, als auch an jene, die Rückenbeschwerden vorbeugen wollen. Jeder Leser ist aufgefordert, in eigener Verantwortung zu entscheiden, ob und inwieweit er die im Rahmen der Rückenschule angebotenen Übungen für sich nutzen kann. Wer sich dessen nicht sicher ist, muß seinen Arzt um Rat fragen.
Bitte beachten Sie die Hinweise im Text, die Sie auf die Notwendigkeit einer ärztlichen Untersuchung/Behandlung aufmerksam machen, vor allem aber die Ausführungen auf Seite 7 »Rückenschule für jeden?«, in denen die Grenzen der Selbstbehandlung zusammengefaßt dargestellt sind.

Ein Wort zuvor

Rückenbeschwerden oder -schmerzen sind in den Ländern der Dritten Welt – in Asien, Afrika und Südamerika – so gut wie unbekannt. In den reichen Industrienationen dagegen sind sie zur Zivilisationskrankheit Nummer Eins geworden – eine Tatsache, die sehr vielen Menschen zu schaffen macht und uns jährlich allein in Deutschland Milliarden kostet, wie die Statistiken von Ärzten und Krankenkassen ausweisen:

Jeder Dritte ist betroffen

- Jeder dritte Bundesbürger leidet heute an Rückenbeschwerden (1980 war es noch jeder fünfte), wobei die Zahl der jungen Patienten (unter zwanzig Jahren) kontinuierlich wächst.
- Die meisten Krankmeldungen in der Bundesrepublik gehen auf Rückenbeschwerden zurück, was jährlich rund 75 Millionen verlorene Arbeitsstunden bedeutet.
- Bei den Klinikeinweisungen sind Rückenbeschwerden ebenfalls eine häufige Diagnose und vielfach der Grund für Anschluß-, Heil- und Kurbehandlungen.
- Bei etwa 60 Prozent aller vorzeitig gestellten Rentenanträge werden Rückenbeschwerden als Grund genannt.
- Ein Drittel aller Aufwendungen der gesetzlichen Rentenversicherung entfallen auf Kosten der Behandlung und Rehabilitation von Rückenbeschwerden. Zuverlässigen Angaben von Experten zufolge kostet der Kreuzschmerz unser Gesundheits- und Sozialwesen jährlich 30 Milliarden DM.

Womit aber lassen sich diese alarmierenden Zahlen erklären? Es sind vor allem unsere Lebensgewohnheiten – meist schon von Kindheit an – und unser Umgang mit dem Organ Wirbelsäule, die dazu führen, daß der Kreuzschmerz für viele ein ernstzunehmendes Problem geworden ist.

Das hat Mediziner vieler Fachrichtungen, Krankengymnasten, Psychologen und auch die Kostenträger auf den Plan gerufen, deren Aufklärungsarbeit in den letzten Jahren langsam Früchte zu tragen beginnt:

Wir können selbst viel tun

Mit wachsendem Erfolg verbreitet sich die Einsicht, daß wir selbst viel dazu tun können, um Rückenschmerzen gar nicht erst entstehen zu lassen, oder – wenn wir sie schon haben – sie zu lindern, wenn nicht zu beheben. Dafür wurde die Rückenschule entwickelt. In der Rückenschule, wie sie in diesem Ratgeber dargestellt ist, erfahren Sie

- warum richtige Haltung und viel Bewegung für einen gesunden Rücken so wichtig sind;
- wie seelische Belastung, Streß und innere Haltung sich auch auf den Rücken auswirken.

Richtige Haltungen erlernen

In der »Haltungsschulung« (Seite 24), ohne die Vorbeugung und Linderung nicht möglich sind, lernen Sie

- welche Haltungen und Bewegungsabläufe richtig sind, um Haltungsschäden zu vermeiden;
- welche Möbel/Autositze »rückenfreundlich« sind;
- was Sie im Alltag, sei es am Arbeitsplatz oder zu Hause, mit kleinen Übungen selbst tun können, um Ihren Rücken zwischendurch immer wieder zu entlasten;
- was Sie beachten müssen, wenn Sie sich sportlich betätigen möchten.

Im dritten Teil – dem Übungsteil (Seite 52) – zeigen wir Ihnen

- wie Sie Ihren Rücken gezielt mit einfachen Körperübungen stärken können – Schritt für Schritt erklärt und mit Fotos illustriert;
- was Sie bei den Übungen beachten müssen, wenn Sie schon »Rückenpatient« sind;
- welche Atem- und Entspannungsübungen die Körperübungen wirksam unterstützen.

Gezielt den Rücken stärken

Kurz: Dieser Ratgeber zeigt Ihnen, daß Sie mit einfachen Mitteln und nur geringem täglichem Zeitaufwand Ihren Rücken gesund erhalten, Rückenbeschwerden bessern und damit mehr Lebensqualität gewinnen können.

Wie erfolgreich sich die Rückenschule in den letzten Jahren durchsetzen konnte, läßt sich auch daran ablesen, daß immer mehr große Betriebe dazu übergehen, ihren Angestellten während der Arbeitszeit Übungen für den Rücken anzubieten – egal, ob im Büro oder am Fließband. Diese Initiative baut auf der Erfahrung auf, daß die Zahl der Mitarbeiter, deren Arbeitskraft aufgrund von Rückenbeschwerden beeinträchtigt ist, durch regelmäßiges Üben erheblich zurückgeht – ein Gewinn für alle also!

Diese »Rückenschule« ist das Ergebnis langjähriger eigener Praxis. Unser Ratgeber wurde für alle geschrieben – sowohl für die Menschen, die (noch) gesund sind, als auch für jene, die bereits an Rückenbeschwerden leiden.

Rückenschule für jeden?

Grundsätzlich ist die Rückenschule für jeden geeignet. Bevor Sie damit beginnen, sollten Sie jedoch einige Punkte beachten.

Sprechen Sie mit Ihrem Arzt

- Wenn Sie gesund sind, wenn Sie also keinerlei Rückenbeschwerden haben, gibt es zur Vorbeugung nichts Besseres als die Rückenschule. Dennoch sollten Sie mit Ihrem Arzt darüber sprechen, der Ihr Vorhaben wahrscheinlich uneingeschränkt begrüßen wird.
- Unbedingt notwendig ist eine ärztliche Untersuchung, wenn Sie älter als 45 Jahre sind und lange Zeit körperlich inaktiv waren. Bei Frauen während der Wechseljahre und danach wird der Arzt außerdem abklären, ob eine Osteoporose (Knochenbrüchigkeit) droht oder bereits besteht.
- Wenn Sie öfters mit Kreuz- und Nackenbeschwerden zu tun haben, an chronischen Rückenschmerzen leiden oder schon eine Operation deswegen hinter sich haben, dürfen Sie die Übungen nur mit ausdrücklichem ärztlichem Einverständnis durchführen.

Langsam beginnen

- Entwickeln Sie beim Üben bitte keinen falschen Ehrgeiz! Gerade wenn Sie lange Zeit nicht oder nur wenig körperlich aktiv waren, braucht Ihr Rücken langsame Vorbereitung und zunehmendes Training, bevor Sie ihm »Höchstleistungen« zumuten dürfen.
- Sollte trotzdem eine Übung Beschwerden auslösen, setzen Sie bitte mit dem Üben aus und suchen Sie Ihren Arzt auf.

Alarmzeichen sind in jedem Fall:

- Akute Schmerzen, die nach einer Übung auftreten. Es kann sich um lokalisierte, umschriebene Schmerzen im Bereich der Wirbelsäule handeln.
- Beschwerden, die von der Halswirbelsäule ausgehend im Arm, in den Schultern oder im Kopf auftreten, oder Schmerzen, die von der Lendenwirbelsäule ausgehend ins Gesäß oder ins Bein ausstrahlen. Höchste Gefahr herrscht, wenn Kribbeln, Taub- oder Pelzigwerden im Arm oder Bein oder gar Lähmungen auftreten.

Wir wünschen Ihnen, daß die Übungen Ihnen ebensoviel Spaß wie Gewinn bringen werden!

Prof. Dr. med. Günther T. Werner
Michaele Nelles

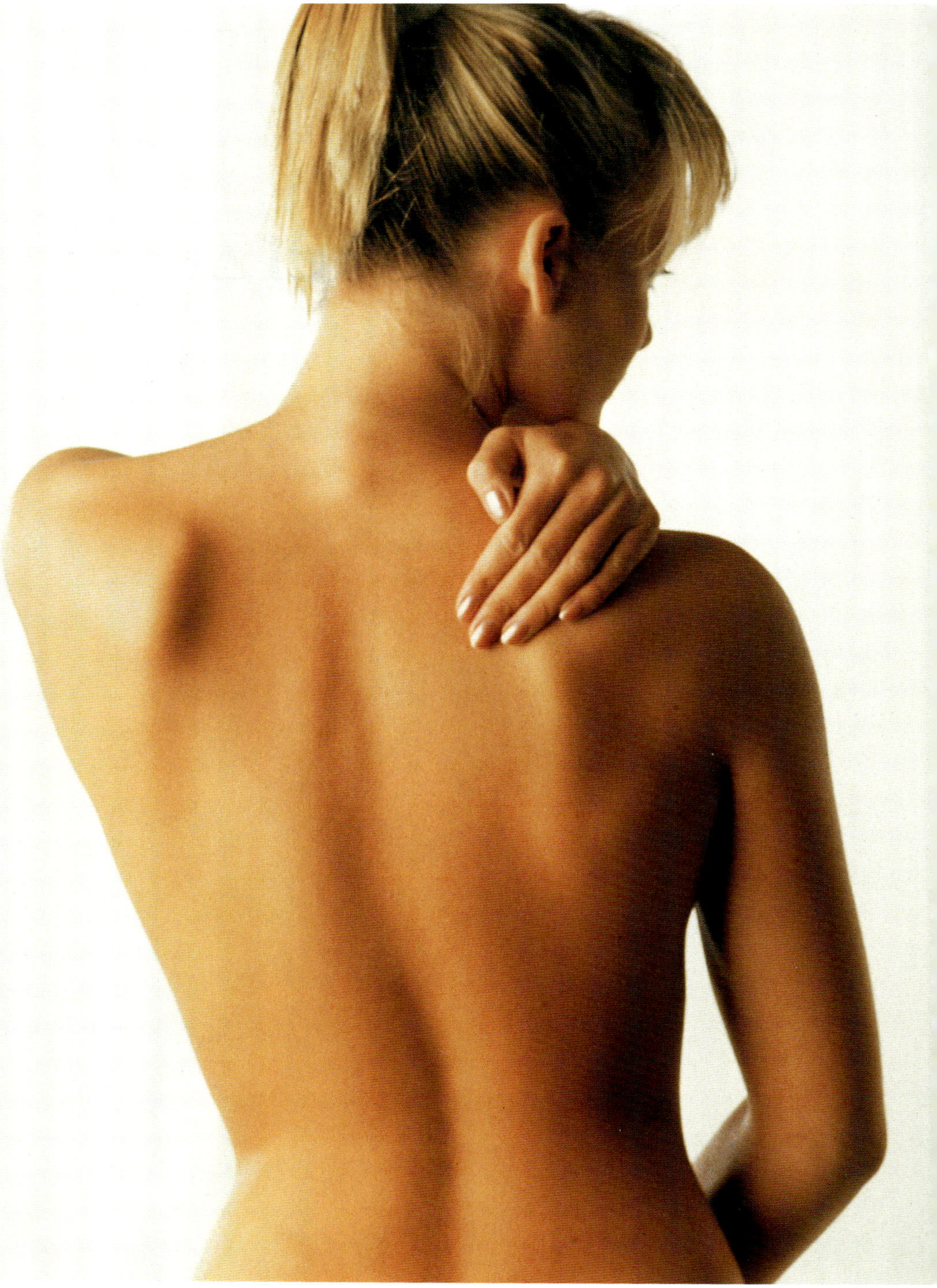

Was den Rücken »schmerzt«

Rückenschmerzen sind bei uns zu einer Art »Epidemie« geworden, von der Kinder und Jugendliche schon ebenso betroffen sind wie Erwachsene.
Unter den vielen Ursachen ist die wohl häufigste in unserer Lebensweise begründet – Bewegungsmangel, der bereits im Schulalter beginnt und sich durch unser ganzes Leben zieht, überlastet den Rücken und führt auf Dauer zu Beschwerden und Erkrankungen.
Dieses Kapitel informiert Sie über die vielfältigen Ursachen von Rückenbeschwerden und über die Wirbelsäule, die es uns möglich macht, aufrecht durchs Leben zu gehen.

Ursachen für Rückenbeschwerden

Schon Kinder sind betroffen

Es gibt zahlreiche Gründe dafür, daß Rückenbeschwerden sich bei uns wie eine Epidemie ausbreiten konnten. Zwar lösen einige Erkrankungen Rückenschmerzen aus, doch weit häufiger werden sie verursacht durch Schädigungen der Wirbelsäule im mittleren und höheren Lebensalter. Diese Schäden entstehen schon im Kindes- und Jugendalter. Reihenuntersuchungen in der Bundesrepublik, der Schweiz und Österreich haben gezeigt, daß inzwischen fast die Hälfte aller Kinder und Jugendlichen Haltungsschäden aufweisen. Oft wurde angenommen, daß sich diese Schäden im Lauf der Zeit von allein wieder ausgleichen (»verwachsen«) – ein folgenreicher Irrtum, wie sich inzwischen gezeigt hat.

»Der Mensch ist nicht zum Sitzen geschaffen«

Das erste Lebensjahr

An der erstaunlichen Entwicklung eines Babys in seinem ersten Lebensjahr – vom hilflosen Neugeborenen bis zum quirligen, nimmermüden Kleinkind, das seine Eltern ständig auf Trab hält – lassen sich »Zivilisationsfehler« am besten erkennen: Die Wirbelsäule eines Neugeborenen ist, bedingt durch seine Haltung im Mutterleib, noch gerundet, seine Muskeln sind noch schwach. Schon nach wenigen Wochen versucht das Baby, unter Aufbietung aller Kraft und immer wieder von neuem, seinen Kopf zu heben; einige Monate später kann es bereits sitzen. Bald darauf beginnt es, auf dem Bauch zu robben, um schließlich auf allen vieren zu krabbeln. Sein unermüdliches Körpertraining bewirkt, daß die Muskulatur des Rückens, der Schultern, des Beckens und der Gliedmaßen soweit gekräftigt wird, daß es sich schließlich zum Stehen aufrichtet und kurze Zeit später laufen lernt – ein weiterer großer Entwicklungsschritt, bei dem sich seine Wirbelsäule zusehends streckt und die Form annimmt, die sie auch im späteren Leben hat.

Die Bänder der Wirbelsäule (Seite 19) und die Muskulatur des Rumpfes (Seite 20) halten seinen Körper aufrecht und im Gleichgewicht. Es wird in seinen Bewegungen immer gewandter, übt sich mit wachsendem Erfolg im Laufen, Hüpfen, Springen und Klettern – Bewegung ist von nun an sein Lebenselement und die Voraussetzung für die gesunde Entwicklung seiner Wirbelsäule, Gelenke und Muskeln.

Bewegung – wichtig für den Rücken

Doch häufig wird schon bald der »Grundstein« für spätere Beschwerden gelegt: Der natürliche Bewegungsdrang der meisten Kinder – vor allem jener, die in Großstädten aufwachsen – wird heute, bedingt durch zu kleine Wohnungen und eingeschränkte Spielmöglichkeiten im Freien, stark behindert. Mit zunehmendem Alter verbringen viele Kinder täglich mehr Zeit vor dem Fernseher als damit, sich draußen ungehindert »auszutoben«. Sobald sie in die Schule kommen, müssen sie lernen, stundenlang stillzusitzen. Der Turnunterricht, der diesen Bewegungsmangel ausgleichen könnte, kommt im Unterricht leider manchmal zu kurz. Die bewegungsfreudigen Spielkinder werden also frühzeitig gezwungenermaßen zu »Sitzkindern« erzogen.

Diese Entwicklung haben Ärzte und Pädagogen bereits vor mehr als hundert Jahren erkannt. Schon 1884 war im »Zentralblatt der allgemeinen Gesundheitspflege« zu lesen: »Nach allem, was man weiß, ist der Mensch nicht zum Sitzen geschaffen. Die Nachteile des Sitzens müssen durch fleißiges Bewegen, Turnen oder Schwimmen ausgeglichen werden...«

Besonders gefährdet: Jugendliche

Durch Bewegungsmangel besonders gefährdet ist die Wirbelsäule von Jugendlichen, weil sie in der frühen Pubertät einen deutlichen Wachstumsschub erfährt. Nach dem langen Sitzen in der Schule wird der Rücken auch in der Freizeit weiter belastet: Computerspiele, Fernsehen, später das erste Motorrad oder Auto tragen am meisten dazu bei.

Ebenso ungesund für die Wirbelsäule ist die Mode: Enge Jeans zwingen das Becken, sich unnatürlich aufzurichten, und die Lendenwirbelsäule kann ihre natürliche Wölbung nicht mehr einnehmen; ähnlich wirken sich Schuhe mit hohen Absätzen aus (Seite 25).

Wir lassen uns bewegen

Wir sitzen von morgens bis abends

Die meisten Menschen sind also von Kindheit an daran gewöhnt, viel zu sitzen und sich gleichzeitig zu wenig zu bewegen – eine Gewohnheit, die auch im Erwachsenenalter nicht abgelegt wird; im Tagesablauf eines modernen Mitteleuropäers stellt sich dies etwa so dar: Nachdem er am Frühstückstisch gesessen hat, sitzt er im Auto oder in öffentlichen Verkehrsmitteln. Den Tag über verbringt er sitzend am Arbeitsplatz, oft in unveränderlicher, einseitiger Haltung. In seiner kurzen Mittagspause sitzt er in der Kantine. Nach der Arbeit sitzt er vor dem Fernseher, am Stammtisch, im Biergarten, im Konzert oder Theater, bis er schließlich zu Bett geht. Bei diesem vielen Sitzen wird die Wirbelsäule meist zusätzlich durch falsche Möbel, Stühle, Tische oder Autositze, belastet, die ihre natürliche Form in eine unnatürliche Stellung zwingen (Seite 28).

Dazu kommt seine Bequemlichkeit: Mit dem Auto fährt er zum Briefkasten oder zum Einkaufen, Rolltreppen und Aufzüge ersparen ihm das Treppensteigen.

Wir bewegen uns also immer weniger selbst, statt dessen lassen wir uns bewegen. Unser Körper jedoch braucht regelmäßige Belastung, um funktionsfähig und gesund zu bleiben. Körperliche Ruhe bedeutet keineswegs Schonung oder Entlastung der Wirbelsäule; sie bewirkt vielmehr, daß Knochen, Muskeln, Bänder, Gelenke und Bandscheiben verkümmern. So ist etwa die Belastbarkeit der Knochen abhängig von ihrem Gebrauch. Indem wir uns bewegen und damit die Knochen belasten, wird vermehrt Kalzium eingebaut, was ihre mechanische Festigkeit steigert. Bewegung ist auch unerläßlich für das Wachstum unseres Knorpels, der die Gelenke innen auskleidet, und für die Bandscheiben: Durch Bewegung wird die ernährende Flüssigkeit in diese Gewebe hineingedrückt.

Bewegung tut den Knochen gut

Viele Menschen versuchen, ihren Bewegungsmangel in der Freizeit und im Urlaub auszugleichen, fügen jedoch dabei ihrer Wirbelsäule unwissentlich weiteren Schaden zu. Lange Autofahrten, langes Sitzen im Zug oder im Flugzeug belasten den Rücken ebenso wie ungeeignete Bewegungs-, Gymnastik- und Sportarten oder Übertreibung bei körperlicher Betätigung (Seite 45).

Berufe, die dem Rücken zusetzen

Schwere körperliche Belastung

Doch nicht nur zu langes Sitzen oder fehlende Bewegung verursachen Rückenprobleme, sondern auch das Gegenteil – Berufe mit schwerer körperlicher Belastung, bei denen ständiges Heben und Tragen von Lasten oder dauerndes Bücken erforderlich ist, wie etwa im Baugewerbe, in der Land- und Forstwirtschaft oder in den Pflegeberufen. Besonders nachteilig sind auch Arbeiten mit monotonen, stets wiederkehrenden Bewegung, wie sie zum Beispiel ein Mensch, der ununterbrochen in starrer Haltung vor dem Bildschirm sitzt, ein Fließbandarbeiter oder eine Kassiererin machen muß. Arbeitsmedizinische Untersuchungen haben gezeigt, daß Wirbelsäulenbeschwerden auch dann drohen, wenn der Körper einer ständigen, langsamen Vibration ausgesetzt ist, etwa beim Fahren von Baggern, erdverarbeitenden Maschinen oder anderen schweren Fahrzeugen. Durch die andauernden Erschütterungen des ganzen Körpers mit Vibrationen in Niedrigfrequenzen leiden Menschen dieser Berufsgruppen später oft an einer geschädigten Lendenwirbelsäule.

Übergewicht und Rauchen

Es ist leicht verständlich, daß auch Übergewicht die Wirbelsäule und den Bewegungsapparat, also Knochen, Muskeln und Gelenke belastet. Der dadurch auf Knochen und Bandscheiben lastende Druck wird auf Dauer zu hoch, Muskeln und Bänder müssen nicht nur ihre normale Aufgabe verrichten, die Wirbelsäule aufrecht zu halten, sondern ihnen wird durch das Übergewicht eine zusätzliche Last aufgebürdet.

Weniger bekannt dagegen ist der Zusammenhang zwischen Rauchen und Rückenbeschwerden. Aus Untersuchungen weiß man, daß Raucher weit häufiger zu Bandscheibenschäden (Seite 17) und Rückenschmerzen neigen als Nichtraucher. Die Ursache hierfür: Nikotin ist ein Gefäßgift, das die Blutgefäße verengt und damit die Ernährung der Gewebe stark beeinträchtigt.

Nikotin schadet dem Gewebe

Organische Ursachen für Rückenschmerzen

Neben den äußeren Ursachen für Rückenschmerzen, wie sie in diesem Ratgeber dargestellt sind, gibt es eine Reihe von angeborenen oder erworbenen organischen Störungen, die zu Rückenschmerzen führen. Die können zum Beispiel sogenannte degenerative Veränderungen (Abnutzungserscheinungen) der Wirbelsäule sein.

Degenerative Veränderungen

Besonders ernst nehmen sollten Sie Schmerzen, die in Beine oder Arme ausstrahlen. In solchen Fällen ist – vor dem Versuch, mit Bewegungsübungen gegen den Schmerz anzukämpfen – eine ausführliche ärztliche Untersuchung unbedingt angezeigt.

Osteoporose

Rückenschmerzen können auch durch Kalkmangel in den Wirbelknochen (Osteoporose) hervorgerufen werden. Bei diesem Krankheitsbild ist eine Haltungesschule sehr wichtig, sollte aber nach Absprache mit dem Arzt erfolgen. Ferner können rheumatische Erkrankungen der Wirbelsäule die körperliche Bewegungsfähigkeit stark einschränken.

Schmerzen durch erkrankte Organe

Leider gibt es auch bösartige Krankheiten (Krebs), die die Wirbelsäule befallen. Schließlich muß erwähnt werden, daß Erkrankungen anderer Organe wie Herz, Aorta, Bauchspeicheldrüse oder Nieren in den Rücken ausstrahlende Schmerzen verursachen können. In jedem Falle sollten Sie, vor allem in fortgeschrittenem Alter, Ihren Arzt konsultieren, bevor Sie Rückenübungen einsetzen.

Bitte beachten Sie

Zum Arzt!

Bei Rückenbeschwerden, die über akute Schmerzen hinausgehen, die also länger andauern oder immer wiederkehren, ist unbedingt eine ärztliche Diagnose erforderlich, um mögliche organische Erkrankungen rechtzeitig zu erkennen und zu behandeln oder auszuschließen.

Der Arzt bestimmt die Therapie, etwa mit Medikamenten, Bädern, Massagen, Wärmepackungen, Krankengymnastik, Akupunktur, Neuraltherapien. Er bestimmt auch, ob Ihnen das Erlernen der richtigen Haltungen im Alltag, die Haltungsschulung (Seite 24), und die Übungen der Rückenschule (Seite 52) helfen können. Lassen Sie sich auch bei der Auswahl der Übungen von ihm beraten.

Seelische Ursachen für Rückenbeschwerden

Daß sich seelische Belastungen und Streß auf den Körper auswirken, ist schon lange bekannt und drückt sich auch in unserem Sprachgebrauch aus: Wer Sorgen und Probleme hat, ist davon »belastet«, er erscheint »niedergedrückt«. Wird jemand von Schicksalsschlägen getroffen, hat ihm dies möglicherweise »das Kreuz gebrochen« oder er geht »schmerzgebeugt«.

Die Körperhaltung: Spiegel der Seele

Die enge Wechselwirkung zwischen Seele und Körper spiegelt sich also in der Körperhaltung eines Menschen wider und spielt auch bei der Entstehung von Rückenschmerzen eine wichtige Rolle.

- Nacken-, Kreuz- und manche Kopfschmerzen sind häufig die Reaktion auf den enormen Leistungsdruck in unserer Gesellschaft, dem sich kaum jemand entziehen kann; dem Streß und der Überlastung im täglichen Leben, wenn wir uns zuviel »auf den Buckel geladen« haben, die Termine uns »im Nacken sitzen«, wir uns auch innerlich nicht mehr »entspannen« können.
- Spannungen in der Familie und am Arbeitsplatz drücken sich ebenfalls häufig in Wirbelsäulenbeschwerden aus, die vom Kopf- und Nackenschmerz, vom Schulter-Arm-Syndrom bis zum chronischen Kreuzschmerz reichen.

Seelische Spannung = Rückenbeschwerden

- Die Vereinsamung vieler alter Menschen, der Verlust von Angehörigen und Freunden, aber auch Lebensziele nicht erreicht zu haben – das alles kann sich in einer gebeugten Haltung zeigen und in Rückenschmerzen niederschlagen.
- Der Fehlen von Lebenszielen oder der Verlust von Vorbildern läßt sich auch an der Haltung mancher Jugendlicher ablesen, die übersättigt und gelangweilt »herumhängen« oder mit ihrer schlaffen, betont lässigen Haltung ihre ablehnende Haltung einer Gesellschaft gegenüber zeigen, die sie anödet.

Immer mehr Menschen leiden darunter

Die Zahl der Menschen, bei denen der Arzt keine organische Ursache für ihre oft hartnäckigen Rückenbeschwerden finden kann, deren Beschwerden also psychosomatischen Ursprungs sind (griechisch psyche = Seele, soma = Körper), nimmt stetig zu; um diesen Patienten wirksam zu helfen, ist die enge Zusammenarbeit von Arzt, Psychologe oder Psychotherapeut, Pädagoge oder Sozialarbeiter notwendig.

Die Wirbelsäule mit ihren Bausteinen

Wichtig: Die reibungslose »Zusammenarbeit«

Wir möchten Ihnen einen kurzen Einblick geben in die Funktion der Wirbelsäule mit ihren zahlreichen Bausteinen und der Muskulatur; erst aus dem engen Zusammenspiel erklärt sich, warum die reibungslose »Zusammenarbeit« aller daran beteiligten Elemente für einen gesunden Rücken so wichtig ist.

Die Wirbel

Das knöcherne Gerüst bilden die 33 Wirbel: sieben Hals-, zwölf Brust- und fünf Lendenwirbel; neun Wirbel am unteren Ende der Wirbelsäule sind zum Kreuzbein und Steißbein zusammengewachsen (Grafik Seite 20).
Jeder Wirbel besteht aus

- einem knöchernen Wirbelkörper und den Wirbelbögen, die zusammen den Wirbelkanal umschließen, in dem das Rückenmark mit den Nerven verläuft,
- dem knöchernen Dornfortsatz, der als Vorsprung unter der Haut getastet werden kann und
- zwei knöchernen Querfortsätzen, an denen die Rückenmuskeln ansetzen (Grafik Seite 19).

Die Wirbelgelenke

Die Wirbel sind durch die Wirbelgelenke miteinander verbunden. Jeder Wirbel besitzt vier Wirbelgelenke; zwei verbinden ihn mit dem darüber gelegenen, zwei mit dem darunter gelegenen Wirbel. Die Wirbelgelenke (Facettengelenke) ermöglichen uns die Bewegung der Wirbelsäule; sie verhindern auch, daß die wie Bauklötze übereinander geschichteten Wirbelkörper gegeneinander abgleiten.

Wirbelgelenke ermöglichen Bewegung

Die Wirbelgelenke sind wie jedes andere Gelenk von einer Kapsel umschlossen, die Gelenkflächen mit einer feinen Knorpelschicht wie mit einem Polster bedeckt; zwischen den Gelenkflächen findet sich ein Tröpfchen Flüssigkeit, die »Gelenkschmiere«.

Die reichlich mit Nerven versorgten Wirbelgelenke erhalten über das Nervensystem die für die Bewegung der Wirbelsäule notwendige Information und Steuerung. Werden sie falsch genutzt oder überbelastet, reagieren sie mit heftigen Schmerzen.

Schmerzen durch Überlastung

Schäden an den Wirbelgelenken können entstehen durch Fehlhaltungen, Überbelastung oder Verkrümmung der Wirbelsäule. Besonders empfindlich reagieren die kleinen Gelenke, wenn die Wirbelsäule gleichzeitig gedreht und belastet wird, etwa, wenn jemand einen schweren Gegenstand hebt und sich zugleich dabei dreht (Seite 36). Bei einer plötzlichen, ungewohnten Bewegung verkanten und verklemmen sich die davon betroffenen Wirbelgelenke, was außerordentlich schmerzhaft ist. Auch ein akuter »Hexenschuß« kann durch eine Störung in den Wirbelgelenken auftreten.

Die Bandscheiben

Die Bandscheiben, als »Stoßdämpfer« zwischen die Wirbelkörper eingefügt, schützen die Wirbelkörper wie ein Puffer vor Druckbelastung. Sie bestehen aus einem derben Faserring aus elastischem Gewebe und einem gallertartigen Kern in der Mitte, der bei Bewegungen leicht hin und her gleitet. So wird eine feine Abstimmung der Beweglichkeit der Wirbelkörper ermöglicht.

Zwischen der Bandscheibe und den Wirbelkörpern befindet sich eine dünne Knorpelschicht, über die die Bandscheibe ernährt wird: Im Mutterleib ist sie noch dicht mit Gefäßen durchzogen, die im Lauf der ersten Lebensjahre jedoch allmählich veröden. Im Gegensatz zu den gut durchbluteten Wirbelkörpern und Muskeln enthält die Bandscheibe bei Erwachsenen keine sie ernährenden Blutgefäße mehr. Sie wird deshalb von den benachbarten Wirbelkörpern und der Knorpelschicht mit nährstoffhaltiger Flüssigkeit versorgt.

Am Beispiel eines Schwamms läßt sich dies gut veranschaulichen: Wird ein trockener Schwamm in eine große Wasserlache gelegt, saugt er allmählich das ihn umgebende Wasser auf, bis er schließlich völlig durchtränkt ist. Wird durch Zusammenpressen Druck auf den Schwamm ausgeübt, gibt er das Wasser wieder ab.

Entlastung im Liegen

Ähnliches geschieht mit den Bandscheiben. Werden sie entlastet, vor allem im Liegen, nehmen sie Flüssigkeit auf; werden sie durch Druck belastet, geben sie die Flüssigkeit allmählich wieder ab.

Der Austausch zwischen Bandscheiben und Wirbelkörpern ist also abhängig von dem Druck, der auf dem Gewebe – in diesem Fall der Bandscheibe – lastet. Am frühen Morgen enthalten die Bandscheiben mehr Wasser als am Abend, weshalb wir abends auch etwas kleiner sind als morgens nach dem Aufstehen. Bei älteren Menschen kommt hinzu, daß die Quellfähigkeit der Bandscheiben langsam immer mehr abnimmt. Damit erklärt sich auch die verminderte Körpergröße im Alter. Wenn bei einem älteren Menschen ein Röntgenbild der Wirbelsäule angefertigt wird, sind die Zwischenräume zwischen den einzelnen Wirbeln deshalb oft verschmälert. Der Arzt spricht dann von degenerativen Veränderungen (Abnutzungserscheinungen).

Wichtig: Be- und Entlastung

Am besten bekommt es den Bandscheiben, wenn Be- und Entlastung miteinander abwechseln, ebenso, wenn sie gleichmäßig flächig belastet werden. Das ist allerdings nur dann möglich, wenn die Wirbelsäule gestreckt gehalten wird, wenn sie also ihre natürlichen Krümmungen einnehmen kann (Grafik Seite 20). Wird sie durch falsche Haltungen oder Bewegungen in eine unnatürliche Form gezwungen, verformen sich auch die Bandscheiben; der gallertartige Kern verschiebt sich und der Druck auf die Bandscheibe nimmt zu oder wird ungleich verteilt.

Wieviel Druck verträgt die Bandscheibe?

Aus Druckmessungen an den Bandscheiben läßt sich der Druck errechnen, der, bedingt durch das Körpergewicht, den äußeren Luftdruck, den Zug der elastischen Bänder (Seite 19) und der Muskeln (Seite 20), auf den Bandscheiben lastet:

- Beim Liegen auf dem Rücken wirken etwa 25 kg Druck auf die Bandscheiben der Lendenwirbelsäule ein.
- Beim Stehen sind die Bandscheiben bereits mit 100 kg Druck belastet.
- Wird beim Sitzen der Rücken stark gekrümmt (Seite 25), entsteht eine gewisse Belastung. Es ist also wichtig, die Bandscheiben, vor allem nach langem Sitzen, immer wieder zu entlasten (Seite 27). Vor allem durch Heben und Tragen schwerer Lasten werden die Bandscheiben erheblich belastet, vor allem dann, wenn die Bewegungen falsch ausgeführt werden (Seite 35).

Richtiges Heben und Tragen

- Beim Heben von 50 Kilogramm in richtiger Haltung, also mit gestreckter Wirbelsäule, entsteht eine Belastung von mehr als

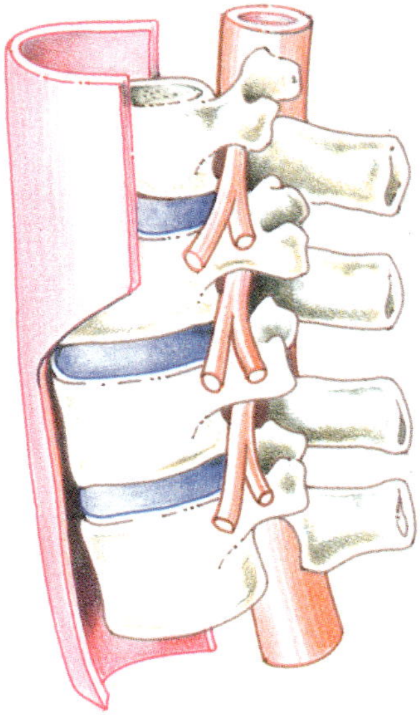

200 Kilogramm – gesunde Bandscheiben können diesen Druck kurzzeitig ohne weiteres aushalten.

Falsches Heben und Tragen

- Wird die gleiche Last jedoch mit krummem Rücken gehoben, entsteht ein Druck von über 700 Kilogramm – mit einer solchen Belastung sind die Bandscheiben auf Dauer überfordert. Richtiges Heben und Tragen (Seite 35) sind also unerläßlich, damit die Bandscheiben nicht über kurz oder lang erheblich geschädigt werden.

Die Wirbelsäulenbänder

Viele kräftige Bänder stabilisieren die Wirbelsäule. Das vordere Längsband überzieht die Wirbelkörper wie ein Strumpf von oben bis unten (Grafik links). Auch das hintere Längsband verläuft von oben bis unten über die gesamte Wirbelsäule. Zwischen den Wirbelbögen, den Dornfortsätzen und den Querfortsätzen der Wirbelkörper sind weitere elastische Bänder gespannt. Die Wirbelsäulenbänder halten die Wirbelsäule also »in Form«.

Wirbelkörper mit Bandscheiben, im Wirbelkanal das Rückenmark mit den austretenden Nervensträngen; Wirbelsäulenbänder geben der Wirbelsäule Halt

Die Muskulatur

Um uns gegen die Erdanziehungskraft aufrecht halten und um die Wirbelsäule bewegen zu können, brauchen wir kräftige Muskeln (Grafik Seite 20). Kleine Muskelstränge, die von einem Wirbel zum nächsten oder übernächsten Wirbel ziehen, ermöglichen uns die Drehung. Über die kleinen Muskeln spannen sich die langen Rückenmuskeln, die links und rechts neben der Wirbelsäule verlaufen und sich mit der Takelage eines Schiffs vergleichen lassen, wobei der Mast der Wirbelsäule entspricht. Vor allem im Bereich der Hals- und der Lendenwirbelsäule sind sie besonders kräftig ausgebildet.

Bauchmuskeln

Dazu kommen die Bauchmuskeln: Schräge und gerade Muskelstränge wirken wie ein gut funktionierendes Mieder und halten die Wirbelsäule aufrecht. Je kräftiger die Rücken- und Bauchmuskulatur ist, desto mehr Halt und Stabilität gewinnt die Wirbelsäule. Eine schlaffe Bauchdecke etwa bewirkt, daß die Eingeweide nach vorne absinken. Dadurch krümmt sich die Lendenwirbelsäule vermehrt, es entsteht ein »pathologisches« Hohlkreuz.
Zur Stabilisierung der Wirbelsäule ist auch die Haltung des Schultergürtels wichtig: Kräftige Muskeln, die von der Wirbelsäule zur Schulter ziehen, halten die Schultern aufrecht, heben die Schulterblätter und bewegen sie in Richtung Wirbelsäule. Wenn wir die Schultern hängen lassen, verkürzen und verspannen sich die Muskeln und bringen die Halswirbelsäule in eine Fehlstellung.
Auch die richtige Stellung des Beckens als dem Fundament des Rumpfes spielt eine entscheidende Rolle; es wird durch das Gegen-

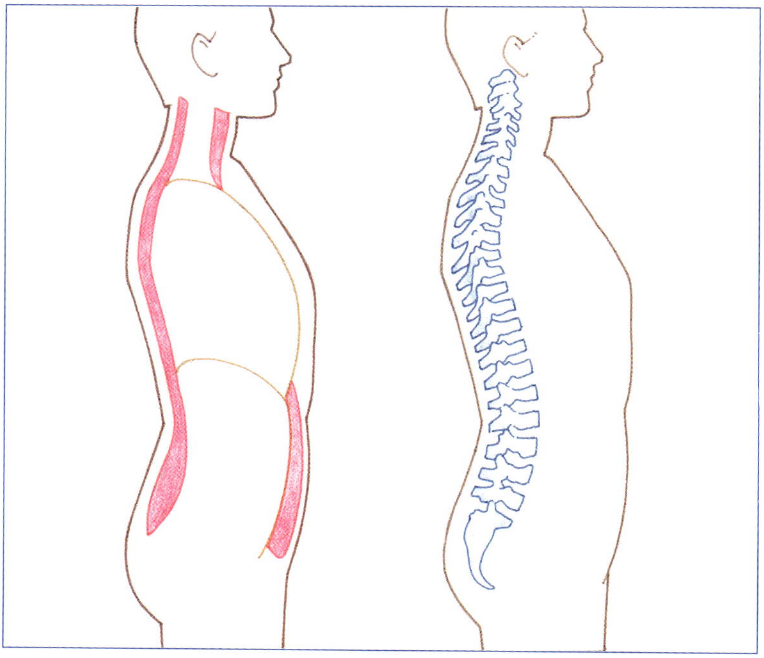

Die Rücken- und Rumpfmuskulatur stabilisiert die Wirbelsäule

Die Wirbelsäule mit ihrer natürlichen Doppel-S-förmigen Krümmung

Gesäß-muskeln

spiel der Bauch- und Oberschenkelmuskeln und der kräftigen Gesäßmuskeln im Gleichgewicht gehalten. Bei andauerndem Sitzen verkürzen sich jedoch diese Muskeln, und auch die Kraft der Gesäßmuskeln läßt nach, was zur Folge hat, daß sich das Becken nur schwer aufrichten und damit auch die Wirbelsäule nicht mehr im Lot (Grafik Seite 20) halten kann.
Schließlich sind auch die Beine mit ihren Gelenken und Muskeln wichtig, die der Wirbelsäule weiteren Halt geben. Wenn wir im Stehen die Knie leicht gebeugt halten, werden die natürlichen Wirbelsäulenkrümmungen am besten unterstützt.
Ebenso wichtig sind die Füße: Bei normaler Wölbung wird die Wirbelsäule optimal unterstützt, bei Senk- oder Plattfüßen dagegen kommt es häufig zu tief sitzenden Kreuzschmerzen. Besonders ungünstig für die Wirbelsäule sind Schuhe mit hohen Absätzen: Sie schädigen nicht nur das Fußskelett und die Wadenmuskeln, sondern zwingen der Wirbelsäule eine extreme Krümmung im Lendenbereich auf.

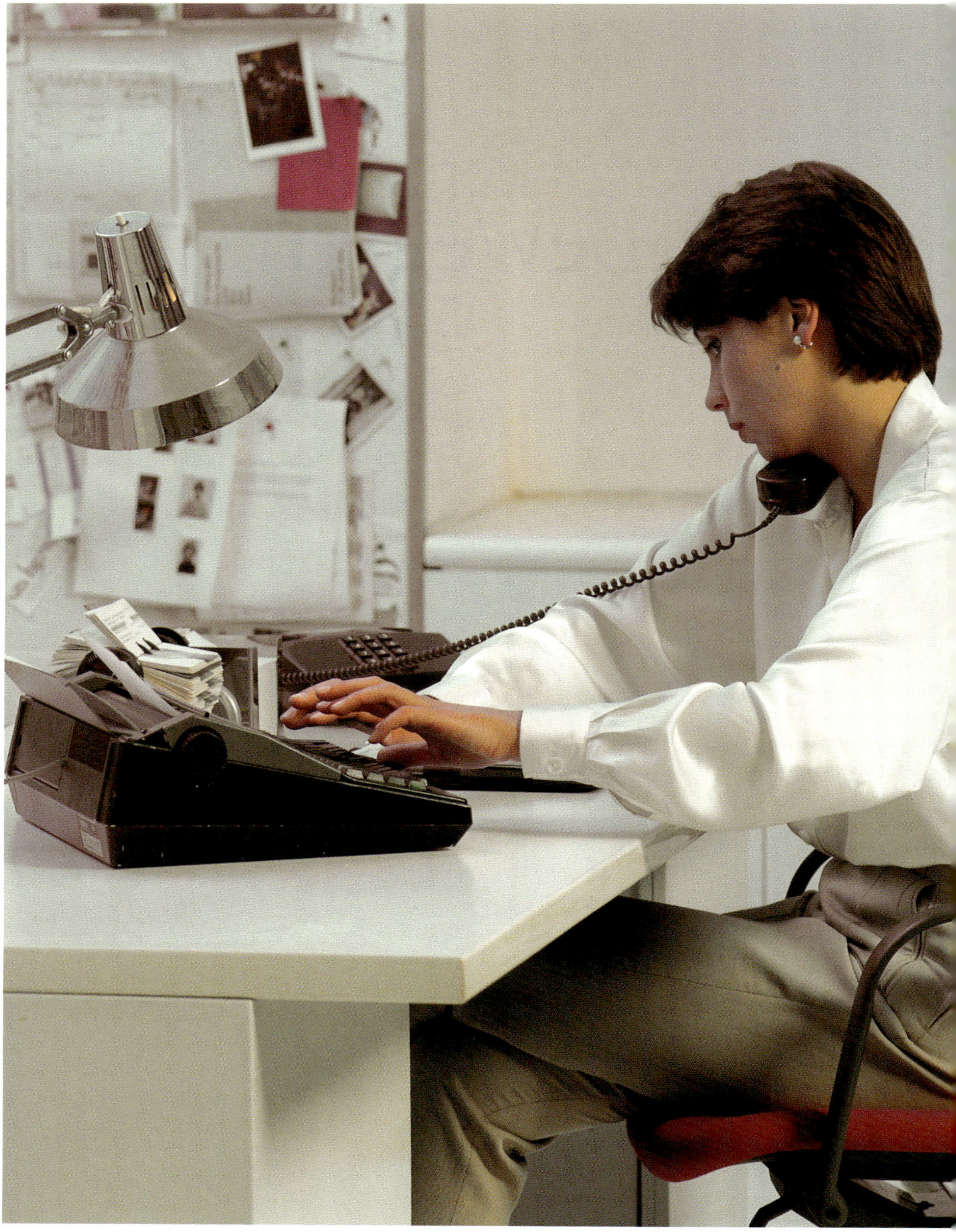

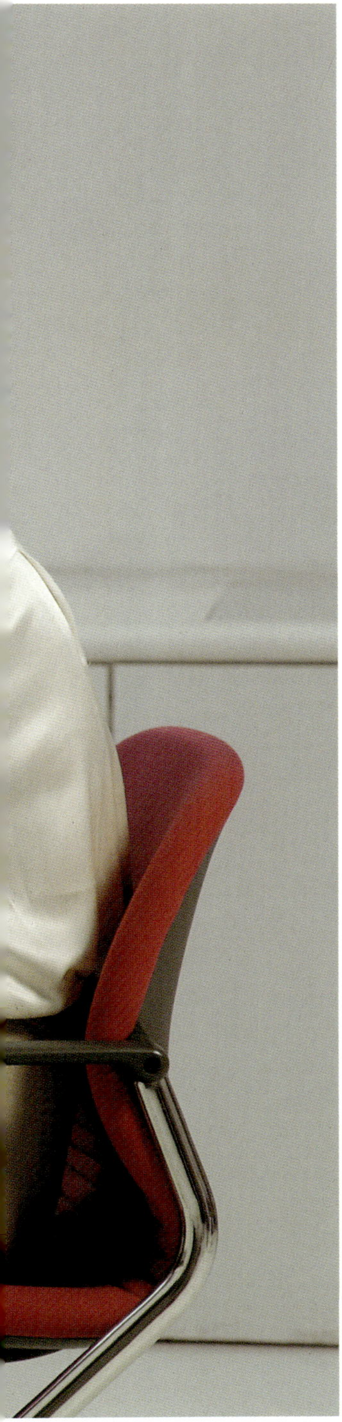

Im Alltag richtig bewegen

Stehen, sitzen, liegen, bücken, heben, tragen – für uns alltägliche Haltungen oder Bewegungen, die uns ein Leben lang vertraut sind, die wir aber falsch ausführen? Es ist so: Haltungsfehler, falsche Bewegungen, aber auch ungeeignete Möbel und eher schädigende Sportarten können Rückenschmerzen verursachen. Dieses Kapitel informiert Sie über die richtigen Haltungen und Bewegungen im Alltag. Sie finden Anleitungen für einfache Übungen, die Sie bei sitzender und bei stehender Tätigkeit entlasten, sowie Information über die Sportarten, die Ihrem Rücken guttun.

Für jeden wichtig: Haltungsschulung

Falsche Bewegungen korrigieren

Vor allem Haltungsfehler, falsche Bewegungen, ungeeignete Arbeitstische oder -stühle, Betten, Matratzen oder Autositze belasten auf Dauer die Wirbelsäule und führen schließlich zu Rückenbeschwerden. Richtiges Stehen, Sitzen und Liegen ebenso wie richtiges Bücken, Heben, Tragen und die passenden Möbel helfen dabei, falsche Haltungs- und Bewegungsmuster zu korrigieren und so die Wirbelsäule zu entlasten.

Richtig stehen

Untersuchungen haben gezeigt, daß richtiges aufrechtes Stehen die Wirbelsäule weniger belastet als Sitzen – bei gestreckter Haltung nimmt die Wirbelsäule ihre natürlichen Krümmungen ein, und Wirbelkörper, Bandscheiben und Wirbelgelenke sind gleichmäßig belastet.
Richtiges Stehen, wie wir es von der vorbildlich schönen Haltung der Afrikanerinnen und Inderinnen kennen, ist jedoch den meisten von uns ungewohnt. Häufig stehen wir mit eher rundem Rücken, leicht nach vorn geneigtem Kopf und hängenden Schultern – eine Haltung, die Wirbelsäule und Rückenmuskeln stark belastet und über Jahre hinweg zu Rükkenbeschwerden führen kann (Grafik Seite 25). Ebenso ungesund ist eine übertrieben aufrechte »militärische« Haltung mit durchgedrücktem Kreuz und »herausgedrückter« Brust.

So stehen Sie richtig

Halten Sie sich möglichst gerade, damit die Wirbelsäule ihre natürliche Form annehmen kann, und verlagern Sie Ihr Körpergewicht auf das jeweils leicht nach vorne gestellte Standbein (Grafik 25).

Die Füße werden belastet

Im Gegensatz zur Bewegung beim Gehen und Laufen ermüdet bei längerem Stehen die Rückenmuskulatur jedoch auch bei richtiger Haltung, außerdem werden die Füße belastet. Der Blutkreislauf wird beeinträchtigt, der Blutrückfluß in den Venen behindert, die Füße schwellen an und schmerzen.

▶ Wenn Sie also täglich über längere Zeit stehen müssen, strecken Sie die Knie nicht durch, sondern halten sie immer leicht gebeugt.

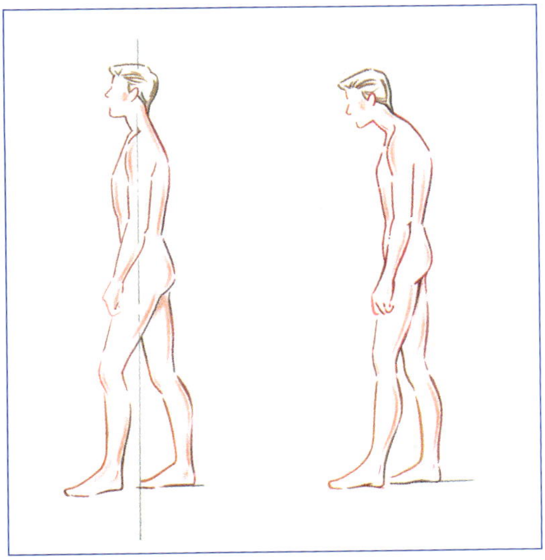

Stehen – richtig und falsch

● Sie entlasten Ihre Muskulatur, wenn Sie sich zwischendurch hin und wieder nach oben strecken und dehnen oder wenn Sie sich immer mal wieder an einer Wand oder am Arbeitstisch anlehnen (kleine Übungen für zwischendurch finden Sie auf Seite 39).

● Wenn Sie Arbeiten im Stehen verrichten, sollten Sie zur Entlastung einen Fuß auf einen Schemel stellen. Auch ein hüfthoher Pendelstuhl kann eine Hilfe sein.

■ Tragen Sie nicht längere Zeit Schuhe mit hohen Absätzen; dadurch wird Ihr Becken stark nach vorn gekippt und die Krümmung der Lendenwirbelsäule übermäßig verstärkt, was ebenfalls zu Rückenbeschwerden führt kann.

Richtig sitzen

»Sitzkrankheit«

»Sitzkrankheit« nennen Fachleute die Beschwerden, die durch Bewegungsmangel und die vorwiegend sitzende Tätigkeit der meisten Menschen entstehen. Beim »bequemen« Sitzen mit rundem Rücken werden die Lenden- und Brustwirbelsäule gebeugt, dadurch kippt das Becken nach hinten und der Kopf wird überstreckt. In dieser »Belastungshaltung« werden die Wirbelsäulenbänder, die kleinen Wirbelgelenke und die Bandscheiben übermäßig belastet, ebenso die Organe im Brust- und Bauchraum. Durch das Absinken des Brustkorbs nach vorn können die Rippen sich nicht mehr richtig heben, tiefes Atmen ist also nicht mehr möglich, was bedeutet, daß der Blutkreislauf beeinträchtigt

Für jeden wichtig: Haltungsschulung

wird. Darüber hinaus wirkt sich die Einengung des Bauchraums nachteilig auf die Verdauung aus.
Falsches Sitzen beeinflußt auch die Haltung von Hals und Kopf: Um mit rundem Rücken geradeaus schauen zu können, muß die Halswirbelsäule extrem überstreckt werden. Der Kopf tritt nach vorn und damit aus dem Wirbelsäulenlot. Er muß nun ständig von den Schulter- und den Nackenmuskeln gehalten werden, die sich dadurch verspannen. Die Gelenke, die den Kopf mit der Halswirbelsäule verbinden (Seite 16), werden überstreckt, was wiederum Kopfschmerzen auslösen kann – Schmerzen, die vom Hinterkopf bis in die Stirn ausstrahlen.

Sitzen – richtig und falsch

Da die Kopfgelenke über das Nervensystem mit den Augen und dem Gleichgewichtssinn im Innenohr eng verbunden sind, kann es auch zu einem Druckgefühl in den Augen, zu Schwindel und Ohrensausen kommen. Wird diese Fehlhaltung über lange Zeit eingenommen – bei manchen von uns lebenslang! –, verkürzen sich bestimmte Muskelgruppen, so die Muskeln an der Rückseite der Oberschenkel (sie beugen die Knie), die Streckmuskeln an den Oberschenkeln, die Bauchmuskeln und der große Brustmuskel. Erst regelmäßiges Dehnen dieser verkürzten Muskeln (Seite 68) schafft wieder die Voraussetzung für eine aufrechte, die richtige Haltung.

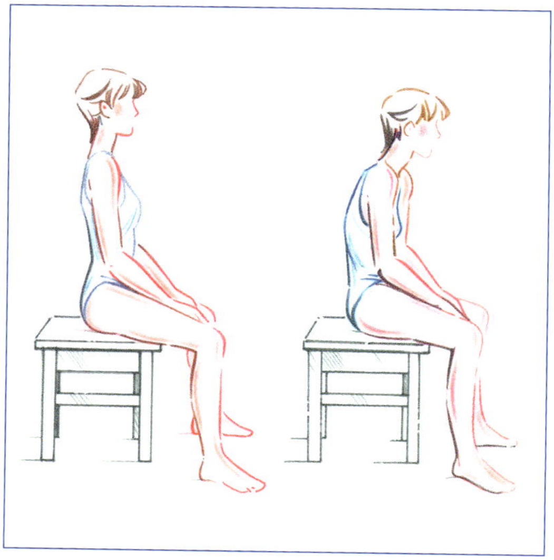

So sitzen Sie richtig

Richten Sie Ihren Oberkörper so auf, daß die natürliche Schwingung der Wirbelsäule garantiert ist:
Das Becken ist aufgerichtet und leicht nach vorn gekippt, und Sie sitzen auf den Sitzbeinhöckern – jenen beiden Knochenvorsprüngen, die Sie in der Mitte des Gesäßes tasten und – wenn Sie richtig sitzen – spüren können (Grafik links).

In dieser Entlastungshaltung ist die Wirbelsäule gestreckt, der Brustkorb aufrecht angehoben, die Rippen können sich frei

bewegen. Sie atmen ungehindert tief in den Bauch, und die Lendenwirbelsäule nimmt ihre harmonische Krümmung ein. Der Schultergürtel ruht ohne Spannung auf dem Brustkorb, die Halswirbelsäule behält ihre natürliche Krümmung und der Kopf steht gerade.
Die richtige Sitzhaltung erfordert allerdings eine Anstrengung der meist durch jahrelanges falsches Sitzen geschwächten Rückenmuskeln. Vor allem bei langem Sitzen brauchen sie immer wieder Entspannung. Wir müssen deshalb Kompromisse finden, die uns ermöglichen, die Rückenmuskeln nicht ständig anspannen zu müssen, und die gleichzeitig verhindern, daß wir in die gewohnte falsche Sitzhaltung mit rundem Rücken »zurückfallen«.
Wenn Sie viel sitzen, erinnern Sie sich immer wieder daran (zehn- bis zwanzigmal!), sich gerade hinzusetzen. Aufrechtes Sitzen ist bereits eine gute Übung zur Kräftigung der Rückenmuskeln.

Richtiges Sitzen kräftigt die Muskeln

■ Aufrecht können Sie außerdem nur dann sitzen, wenn Sie die Beine in einem Winkel von etwa 45° leicht spreizen. Auf diese Weise gewinnt die Wirbelsäule die zur Aufrichtung notwendige Stabilität. Im Bereich

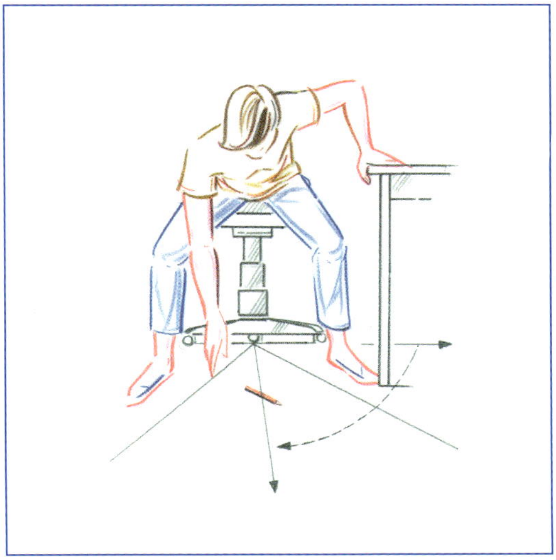

zwischen den leicht gegrätschten Beinen, dem »Bewegungssektor« (Grafik oben), erfolgen alle Tätigkeiten im Sitzen, sei es am Küchentisch oder am Arbeitsplatz. Wird eine Bewegung außerhalb dieses Bewegungssektors notwendig, zum Beispiel um etwas aus einer tiefer gelegenen Schublade zu holen, einen Kugelschreiber vom Boden aufzuheben oder nach dem seitlich stehenden Telefon zu greifen, muß dieser Bewegungssektor, der Tätigkeit entsprechend, mit den Beinen verlagert werden. Bewegen Sie also stets den gerade aufgerichteten Oberkörper zusammen mit den Beinen um 90° zur Seite. Nur so können Sie die Wirbelsäule gerade halten;

Bewegungssektor

Für jeden wichtig: Haltungsschulung

andernfalls wird sie verdreht und gebogen, was vor allem den kleinen Wirbelgelenken schlecht bekommt (Seite 16).

Richtig aufstehen und hinsetzen

Auch beim Aufstehen und beim Hinsetzen müssen Sie die Wirbelsäule möglichst gerade halten. Wenn Sie sich etwa »salopp« in einen tiefen Sessel fallen lassen, knickt dabei die mittlere Lendenwirbelsäule ruckartig ab. Hektisches Aufspringen vom Stuhl wiederum versetzt den Bindegewebsstrukturen der Lendenwirbelsäule einen heftigen Schlag und fördert so die Verschleißerscheinungen. Eines Tages macht die Wirbelsäule dies nicht mehr mit – beim Aufstehen kommt es zu heftigen Kreuzschmerzen.

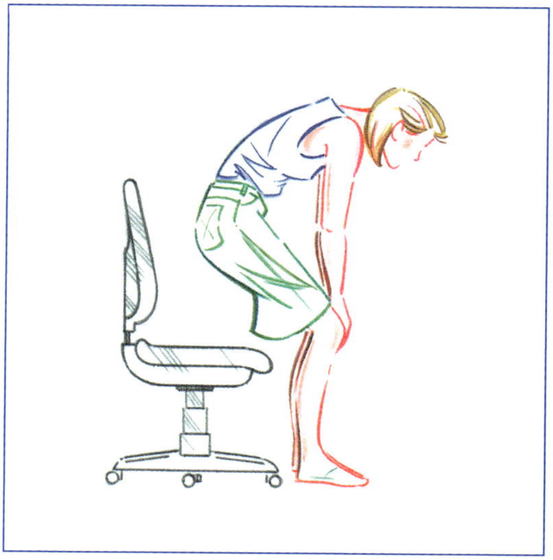

Aufstehen/ Hinsetzen – falsch gemacht

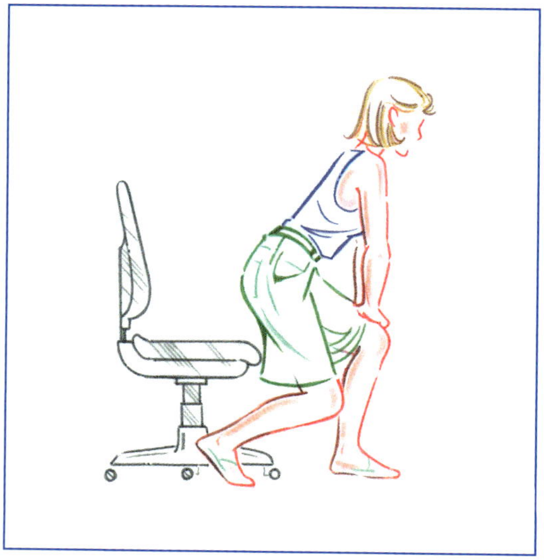

Aufstehen/ Hinsetzen – richtig gemacht

So stehen Sie richtig auf

Halten Sie die Wirbelsäule gerade, neigen Sie den Oberkörper leicht nach vorne und stützen Sie sich möglichst mit den Armen auf den Lehnen ab. Sind keine Armlehnen vorhanden, können Sie das Knie als Stütze verwenden. Während der Aufstehbewegung muß die Wirbelsäule gestreckt und stabil sein (Grafik links).

So setzen Sie sich richtig hin

Achten Sie auch beim Hinsetzen darauf, daß Ihre Wirbelsäule gestreckt und stabil bleibt; lassen Sie sich nicht einfach fallen.

Der richtige Arbeitsstuhl, geeignete Sitzhilfen

Hilfen für den Rücken

Sitzhilfen können den Rückenmuskeln die »Arbeit« erleichtern. Manchen Menschen hilft ein keilförmiges Schaumstoffkissen, das auf den Stuhl gelegt wird. Es unterstützt das Beckenkippen nach vorne und fördert damit die natürliche Krümmung der Lendenwirbelsäule, ebenso ein Schaumstoffkissen, das in die Lendenregion gelegt wird.

■ Wenn Sie an Rückenbeschwerden leiden, fragen Sie bitte Ihren Arzt, ob Hilfsmittel dieser Art für Sie geeignet sind.

Der richtige Stuhl

Wenn Sie in Ihrem Beruf viel sitzen, ist ein rückengerechter Stuhl unerläßlich (Grafik rechts). Viele moderne Bürostühle sind ergonomisch gestaltet, das heißt, sie unterstützen die physiologisch richtige aufrechte Haltung (Ergonomie ist die Wissenschaft, mit der Regeln zur Beurteilung und Gestaltung menschlicher Arbeit entwickelt werden). Allerdings garantiert ein optimal gestalteter Bürostuhl mit Synchromechanik nicht automatisch die richtige Haltung, denn auch darauf kann man schlecht und nachlässig sitzen. Der richtige Stuhl

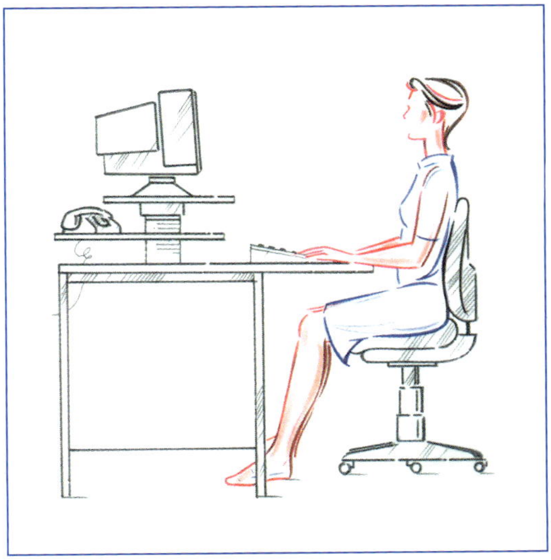

kann nur die notwendige Unterstützung leisten.

Der Arbeitsplatz – so sollte er sein

▶ Ein ergonomischer Stuhl sollte höhenverstellbar sein, damit er den unterschiedlichen Körpergrößen, dabei vor allem der Länge der Unterschenkel, angepaßt werden kann.

- Die Sitzfläche des Stuhls muß ausreichend groß sein, hinten leicht angehoben und vorne an der Kante abgeschrägt. Eine gerade Sitzfläche kann einen unangenehmen Druck auf die Oberschenkelmuskulatur ausüben und somit den Blutkreislauf in den Beinen beeinträchtigen.
- Die Rückenstütze muß die natürliche Krümmung der Lendenwirbelsäule unterstützen und

verstellbar sein, sollte nur bis unter die Schulterblätter reichen.

Schreiben und lesen

- Zum Anpassen setzen Sie sich so auf den Stuhl, daß Ihr Gesäß die gesamte Sitzfläche ausfüllt. Stellen Sie die Rückenlehne so ein, daß sie das Becken in Höhe der Gürtellinie unterstützt.

▶ Zum Arbeiten am Schreibtisch setzen Sie sich so auf den Stuhl, daß Ihr Gesäß die Sitzfläche ausfüllt; lehnen Sie sich mit der Brust an die Schreibtischkante, legen Sie die Unterarme auf den Tisch.

- Wenn Sie mit der rechten (linken) Hand schreiben oder beim Lesen die Buchseiten umblättern, stützen Sie sich mit dem linken (rechten) Ellenbogen auf dem Schreibtisch ab und stützen Sie mit der linken (rechten) Hand Ihren Kopf.
- Beim Schreiben oder Lesen neigen Sie sich nicht über die Arbeitsfläche, sondern halten Sie sich möglichst gerade, um keine Nacken- und Kreuzschmerzen zu provozieren.

Der richtige Arbeitstisch

- Die Höhe Ihres Arbeitstisches richtet sich nach Ihrer Körpergröße; die Arbeitsfläche sollte so hoch sein, daß Sie die Ellenbogen rechtwinklig auflegen können (Grafik Seite 29). Vorteilhaft ist eine leicht schräge Arbeitsfläche.
- Beim Bildschirmarbeitsplatz sollte der Monitor so angebracht sein, daß sich die Mitte des Schirms in Augenhöhe befindet. Der Abstand von den Augen zum Bildschirm sollte 50 bis 60 cm betragen (Grafik Seite 29).
- Wenn Sie am Computer oder an der Schreibmaschine arbeiten, stellen Sie sich den Konzepthalter möglichst dicht neben die Maschine. Auf diese Weise brauchen Sie nicht ständig den Kopf zu neigen und vermeiden so eine unnötige Belastung der Schulter- und Nackenmuskeln.

Wichtig: Zwischendurch entspannen

Unter ergonomischen Gesichtspunkten ist es ungünstig, wenn Sie stundenlang nur mit dem Blick in eine Richtung arbeiten, wenn also alle Arbeitsvorgänge vom Computer und Bildschirm bestimmt werden. Die dauernde Konzentration und der ständige Blick auf den Monitor ermüden die Augen. Infolge der fehlenden Bewegung werden die Muskeln, die den Kopf halten, und die Schultermuskeln überlastet. Nacken- und Kopfschmerzen sind die Folge.

Alle zwei Stunden eine Pause!

▶ Legen Sie regelmäßig alle zwei Stunden eine kurze Pause ein, um sich zu recken, zu strecken, aufzustehen und den Blick schweifen zu lassen, um vor allem die Augen zu entspannen.

Einfache Übungen für zwischendurch finden Sie auf Seite 39.

Richtig sitzen beim Fernsehen

Nach so vielen Anregungen für rückengerechtes Sitzen werden Sie nun auch wissen wollen, ob es denn keine Möglichkeit gibt, einmal wirklich entspannt zu sitzen, ohne daß die Wirbelsäule belastet ist – etwa am Abend, wenn Sie es sich auf der Couch oder im Sessel beim Fernsehen gemütlich machen möchten.
Leider sind die meisten Polstermöbel zu tief und zu weich, zudem haben sie häufig eine zu tiefe Sitzfläche, wodurch der Rücken in eine runde Haltung gezwungen wird.

▶ Sie können sich damit helfen, daß Sie an die Sessel- oder Couchlehne ein Kissen und auf die Sitzfläche eine wenig nachgiebige Decke legen, um eine krumme Haltung zu vermeiden.

▶ Sie können sich zur Entspannung auch auf das Sofa legen und die Beine hochlagern; dabei kann ein Schemel für die Füße gute Dienste leisten. Wenn Sie sich zusätzlich ein Kissen unter das Kreuz legen, damit die Wirbelsäule nicht durchhängt, können Sie Ihren Abend entspannt und bequem genießen.

Am Abend richtig entspannen

Richtig sitzen im Auto

Leider sind die meisten Autositze nicht rückenfreundlich: Sie haben eine Vertiefung in der Mitte, überdies ist die Sitzfläche nach hinten abgeschrägt, was den Rücken in eine runde Haltung zwingt.
Die Wirbelsäule kann aber nur dann gut abgestützt, Kopf und Hals können nur dann gerade gehalten werden, wenn der Neigungswinkel zwischen Lehne und Autositz etwa 90° bis 100° beträgt (Grafik Seite 32). Andernfalls wird, da Sie beim Autofahren ständig geradeaus schauen, die Halswirbelsäule vermehrt angespannt und damit überbeansprucht, vor allem natürlich bei langen Fahrten.

▶ Stecken Sie sich ein Kissen oder eine Rolle in Höhe der Lendenwirbelsäule in den Rücken (Grafik Seite 32).

Für jeden wichtig: Haltungsschulung

Pausen beim Autofahren

Legen Sie bei langen Autofahrten regelmäßig etwa alle zwei Stunden eine Pause ein, und entlasten Sie den Rücken mit einfachen Übungen (Seite 39) oder mit ausgiebigem Strecken und Dehnen.

Viele Menschen mußten schon dafür »büßen«, diese Vorbeugemaßnahmen nicht beachtet zu haben. Wenn sie nach stundenlangem falschem Sitzen im Auto, bei dem Bänder und Bandscheiben überbeansprucht und die Muskeln kaum bewegt wurden, ihr Gepäck aus dem Kofferraum ausladen, »rächt« sich die Wirbelsäule: Es tritt ein Hexenschuß auf, der ihnen die Urlaubstage gründlich verderben kann.

So sitzen Sie richtig im Auto

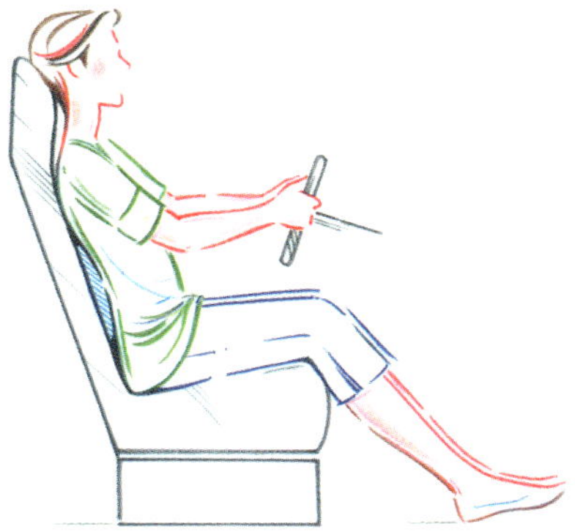

Richtig liegen

Im Liegen kann sich der Rücken am besten entspannen; Muskelarbeit, wie sie für die aufrechte Haltung notwendig ist, entfällt; der auf Bandscheiben, Wirbelkörpern und -gelenken lastende Druck läßt nach. Trotzdem bekommen viele Menschen beim Liegen Kreuzschmerzen oder stehen morgens mit Rückenschmerzen auf. Als Ursache für ihre Beschwerden wird dann meist die Matratze angesehen (Seite 34).
Doch ebenso wenig wie den »idealen« Stuhl gibt es die »ideale« Matratze: Nächtliche Kreuzschmerzen sind nicht allein darauf zurückzuführen, wie Sie liegen, sondern sie sind häufig die Reaktion der Wirbelsäule darauf, wie sie tagsüber behandelt wurde.

So liegen Sie richtig

Um Kreuzschmerzen beim Liegen vorzubeugen oder zu lindern, sollten Sie, wenn Sie sich hingelegt haben, zunächst einige Minuten entspannt auf dem Rücken liegen. Sie entlasten damit die Bänder und erlauben den verkürzten Muskeln, sich wieder zu dehnen.

Wenn Sie auf der Seite schlafen wollen, beugen Sie das oben liegende Bein ab und

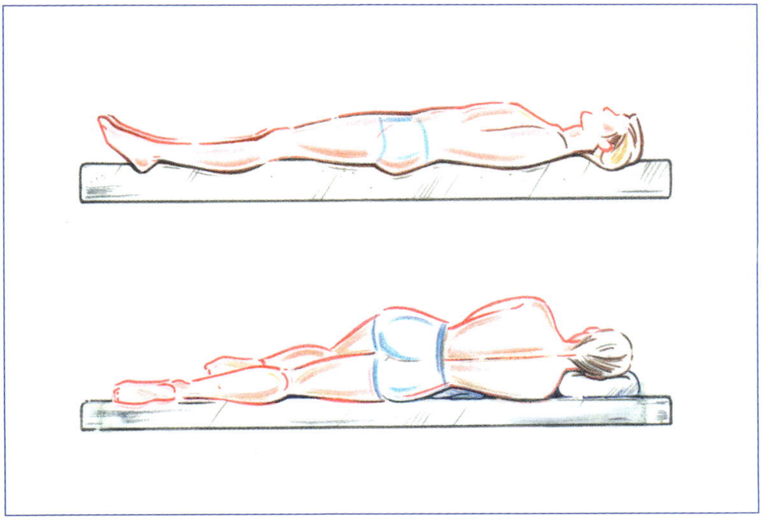

Richtig liegen – auf dem Rücken und auf der Seite

legen es angewinkelt auf die Matratze, während Sie das untere Bein ausstrecken. So ist der Rücken gerade und die Wirbelsäule kann ihre natürlichen Krümmungen einnehmen (Grafik oben).

Hilfreich: Ein Kissen

▶ Wenn Sie breite Hüften haben, schieben Sie ein Kissen oder ein Handtuch in Höhe der Taille unter sich; so läßt sich das Durchhängen der Lendenwirbelsäule vermeiden (Grafik oben).

■ Das Kopfkissen darf weder zu hoch noch zu flach sein; es sollte dem Kopf gerade soviel Auflage bieten, daß die Halswirbelsäule nicht abgeknickt ist (Grafik oben).

Richtig aufstehen vom Liegen

Langsam aufstehen

Wenn Sie sich aus der Rücken- oder der Seitenlage rasch aufsetzen und aus dem Bett springen, können sich Bandscheiben, Bänder und Wirbelgelenke der plötzlichen Lageveränderung nicht anpassen. Auch wenn Sie aus der Rückenlage mit gebeugtem Oberkörper unvermittelt hochkommen oder sich die Wirbelsäule bei zu schnellem Aufstehen verdreht, wird sie enorm belastet.

So stehen Sie richtig auf

Räkeln, recken und strecken Sie sich vor dem Aufstehen zunächst ausgiebig.

Für jeden wichtig: Haltungsschulung

▶ Machen Sie danach Dehnübungen: Schieben Sie sich ein kleines Kissen oder ein zusammengerolltes Handtuch unter die Lendenwirbelsäule, halten Sie die Beine leicht gespreizt; strecken Sie abwechselnd das linke und das rechte Bein aus.

- Um die Wirbelsäule zu strecken, können Sie sich für einige Minuten auf den Bauch legen. Wenn Sie dies gut vertragen, können Sie die Streckung verstärken, indem Sie sich auf den Ellenbogen abstützen und so den Oberkörper leicht anheben.
- Wollen Sie aus der Rückenlage aufstehen, stellen Sie die Beine auf und drehen gleichzeitig den ganzen Körper zu der Bettseite, an der Sie aufstehen. Dann richten Sie sich mit geradem Rücken auf, indem Sie sich auf den Ellenbogen abstützen, während Sie gleichzeitig die Füße auf den Boden stellen. Auf diese Weise bringen Sie Ihren Körper als stabiles Ganzes in die Sitzposition, ohne daß sich Ihre Wirbelsäule verdreht (Grafik unten).

Die richtige Matratze

Wichtig: Die Unterlage

Wichtig ist, daß die Matratze auf einer harten, nicht nachgiebigen Unterlage liegt. Inzwischen hat sich allgemein der Lattenrost aus Holz durchgesetzt, denn weder eine Unterlage aus nachgiebigen Sprungfedern noch ein durchhängendes Drahtgeflecht sind stabil genug.

Aufstehen – richtig gemacht

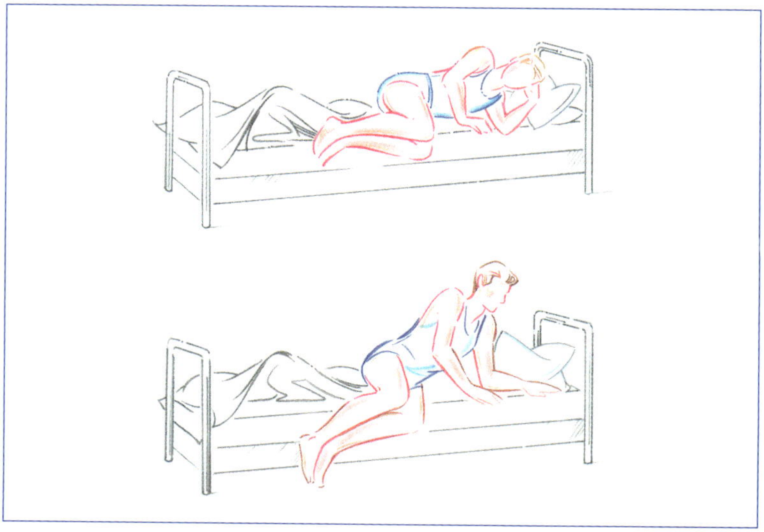

■ Die Matratze muß dem Körper nachgeben können (Grafik Seite 33). Menschen mit mehr Gewicht brauchen eine härtere Matratze als »Leichtgewichtige«, sie muß also individuell angepaßt werden. Dabei ist es weniger von Bedeutung, ob sie mit Roßhaar, Schurwolle, Latex oder Schaumstoff gefüllt ist. Überprüfen Sie Ihre Matratze immer wieder, ob sie den jeweiligen Anforderungen noch entspricht oder ob sie »durchgelegen« ist und erneuert werden muß.

Richtig heben, tragen, bücken

Neben dem richtigen Sitzen sind Heben, Tragen und Bücken die wichtigsten »Säulen« in der Haltungsschulung – schon viele »Kreuzschmerzkarrieren« haben mit einem akuten Verhebetrauma begonnen: Beim Heben einer Last, etwa beim Umzug, beim Tragen von Gepäck oder nach langem Arbeiten in gebückter Stellung schießt plötzlich ein stechender oder reißender Schmerz ins Kreuz – »Hexenschuß«. Darauf folgen meist heftigste Schmerzen, die Bewegungen weitgehend einschränken. Manchmal ist dies nur ein einmaliges Ereignis, häufiger jedoch ist ein Hexenschuß der Beginn immer wiederkehrender Kreuzschmerzen – eine Folge der vielen kleinen Schädigungen, die durch falsches Heben, Bücken und Tragen an der Wirbelsäule entstanden sind. Schon das Biegen und Krümmen des Rückens beim Bücken belastet die Wirbelsäule; durch falsches Heben und Tragen wird die Belastung verstärkt.

»Hexenschuß – die Folge falscher Bewegungen

Heben und Tragen

Die Hebelgesetze

Aus der Physik kennen wir die Hebelgesetze: Kraft mal Kraftarm = Last mal Lastarm, das heißt, je weiter entfernt eine Last ist, die bewegt werden muß, und je kürzer der Kraftarm, desto mehr Kraft muß für das Heben der Last aufgewendet werden. An der Wirbelsäule jedoch ist der Kraftarm – die Rückenmuskeln – sehr kurz. Auf Seite 18 haben Sie außerdem erfahren, wie sehr die Wirbelsäule bei falschem Heben und Tragen belastet wird. Wenn Sie ein Gewicht von nur zehn Kilogramm heben – das entspricht etwa einem kleinen Kind, einem Träger mit Flaschen oder einem mittelgroßen Koffer –, ergibt sich bei gekrümmter Wirbelsäule eine erhebliche Belastung.

Für jeden wichtig: Haltungsschulung

So heben Sie richtig

Beim Heben von Lasten müssen Sie unbedingt versuchen, den Lastarm so kurz wie möglich zu halten, das heißt, die Last möglichst nahe an den Körper zu bringen.

Heben – richtig gemacht

- Halten Sie die Wirbelsäule so gerade wie möglich, damit die Last nicht von Bändern und Bandscheiben getragen werden muß, sondern von den Bauch- und Rückenmuskeln (Grafik unten). Wichtig ist dabei ein stabiler Stand. Ungünstig und schädlich für die Wirbelsäule sind vor allem Heben und gleichzeitiges Drehen. Hier werden die Bandscheiben, die Bänder und die Wirbelgelenke enorm belastet.

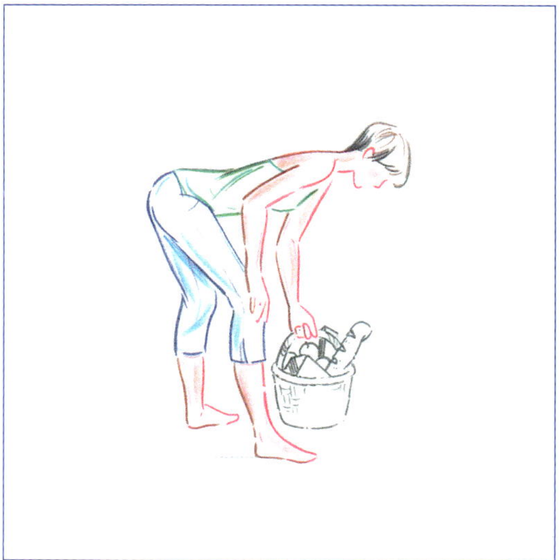

▶ Stellen Sie sich breitbeinig hin (stabiler Stand).

- Gehen Sie mit dem Körper so nahe wie möglich an den Gegenstand heran, den Sie heben wollen.
- Heben Sie nicht aus dem Kreuz, sondern aus den Knie- und Hüftgelenken. Drücken Sie dabei die Knie leicht nach außen.
- Halten Sie die Wirbelsäule gerade und spannen Sie die Bauchmuskeln kräftig an.
- Während des Bückens nicht drehen!
- Heben Sie nicht plötzlich und ruckartig, sondern langsam und kontinuierlich.

Nicht plötzlich heben

Bücken

Wie oft müssen wir uns bücken, um etwas aufzuheben, um Hausarbeiten oder eine Arbeit am Boden zu verrichten. Jedes falsche Bücken jedoch kann einen kleinen Schaden an der Wirbelsäule verursachen, die sich irgendwann mit Rückenschmerzen »rächen« kann.

- Für Menschen mit langem Oberkörper und kurzen Beinen eignet sich das vertikale Bücken: Sie beugen sich in den Hüft- und Kniegelenken und bewegen den Oberkörper mit gestreckter Wirbelsäule nach unten.

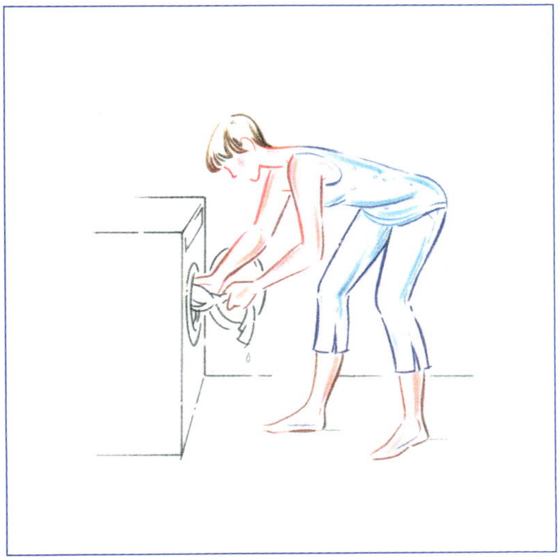

So bücken Sie sich richtig

Um sich richtig zu bücken, gibt es zwei Möglichkeiten – das Bücken mit geradem Oberkörper (vertikaler Bücktyp) oder das Bücken mit vorgeneigtem Oberkörper (horizontaler Bücktyp).

Bücken – richtig gemacht

- Für Menschen mit langen Oberschenkeln ist es besser, sich horizontal zu bücken: Halten Sie die Wirbelsäule so gerade wie möglich und machen Sie die Bewegung aus der Hüfte und den Kniegelenken. Stützen Sie sich dabei an einem Gegenstand, etwa an einem Tisch, Stuhl oder auch am Knie ab.
- Wenn Sie häufig Arbeiten unterhalb der Hüfthöhe ausführen, stellen Sie ein Bein vor und knien sich mit dem anderen auf eine Unterlage.

Dieses rückengerechte Bücken sollten Sie sich für alle Lebenslagen zu eigen machen – dazu einige Beispiele:

Tips für den Alltag

- Schon das Anziehen von Strümpfen und Schuhen mit rundem Rücken kann plötzlich »ins Kreuz« gehen.
- Stellen Sie beim Bügeln das Bügelbrett so hoch, daß die Wirbelsäule nicht abknickt. Helfen Sie sich mit einem kleinen Schemel, auf den Sie beim Bügeln einen Fuß stellen (Grafik unten). Wenn das lange Stehen Sie dabei zu sehr belastet (etwa bei Fußerkrankungen oder bei Krampfaderleiden), bügeln Sie im Sitzen.

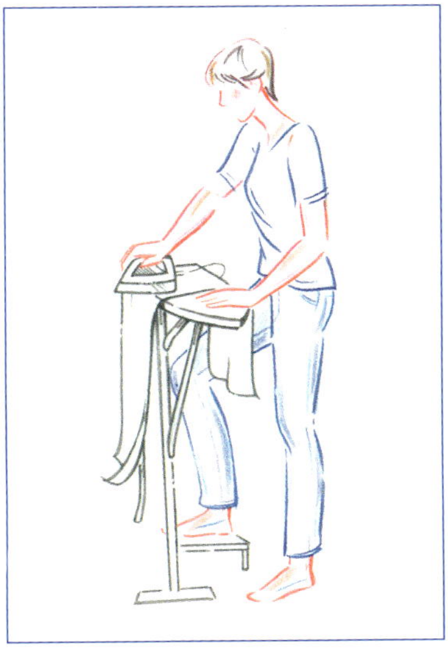

Rückengerechtes Arbeiten, zum Beispiel bügeln

Für jeden wichtig: Haltungsschulung

- Beugen Sie sich beim Bettenmachen oder -beziehen niemals mit gekrümmtem Rücken über das Bett. Sie können die Wirbelsäule gestreckt halten, wenn Sie sich aufs Bett knien.
- Der Griff von Besen, Staubsauger oder Harke muß so lang sein, daß Sie beim Arbeiten den Rücken nicht krümmen müssen. Gehen Sie beim Arbeiten in Schrittstellung (Grafik unten).

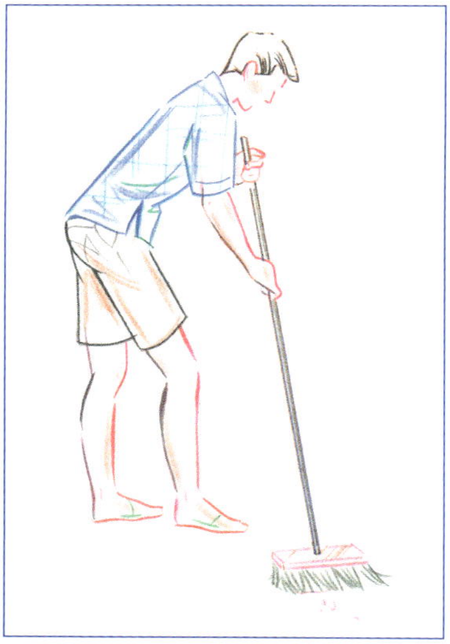

Rückengerechtes Arbeiten, zum Beispiel fegen

- Viele große Menschen bekommen Rückenschmerzen vom Bücken beim Waschen, Rasieren oder Geschirrspülen an zu niedrig angebrachten Wasch- oder Spülbecken. Wenn Ihr Becken zu niedrig ist – es sollte sich mindestens in Hüfthöhe befinden –, können Sie sich das Bücken dadurch erleichtern, daß Sie sich mit gegrätschten Beinen in Schrittstellung davor stellen. Oder Sie beugen die Knie leicht an und lehnen sich mit den Hüften gegen das Becken. Ein ideales Hilfsmittel ist ein hüfthoher, vor dem Becken stehender Pendelstuhl, der sich leicht nach allen Richtungen neigen läßt.
- Verteilen Sie, wenn Sie beim Einkaufen schwere Tüten und Taschen tragen müssen, die Last auf beide Arme. Noch besser ist es, sie im Rucksack zu tragen oder einen Einkaufswagen zu benutzen.

In den Ländern der Dritten Welt tragen die Menschen ihre Lasten auf dem Kopf – die gesündeste Form der Wirbelsäulenbelastung. Früher war dies übrigens auch bei uns üblich, wie man es auf alten Gemälden häufig sehen kann.

Entspannen Sie sich immer wieder

■ Wenn Sie oft schwer heben und tragen oder wenn Sie häufig in gebückter Haltung arbeiten müssen, können Sie sich mit kleinen Übungen für zwischendurch immer wieder Erleichterung verschaffen (Seite 39).

Übungen für zwischendurch

Jeder einseitige Bewegungsablauf überlastet die Wirbelsäule und führt zu Muskelverspannungen und Rückenbeschwerden. Und einseitigen Belastungen ist die Sekretärin, die viele Stunden täglich an Schreibtisch oder Computer sitzt, ebenso ausgesetzt wie der Arbeiter an der Werkbank. Auch Verkäufer oder Friseusen, die den ganzen Tag stehen, Gärtner, die gebeugt arbeiten, und Arbeiter, die ständig schwere Lasten heben, leiden häufig unter Muskelverspannungen und Rückenbeschwerden.

Auch am Arbeitsplatz möglich

Sie können Wirbelsäule und Muskeln nachhaltig entlasten und der Gefährdung durch einseitigen Haltungs- und Bewegungsablauf gezielt entgegenwirken, indem Sie zum einen richtige Haltungen und Bewegungsabläufe erlernen (Seite 24), zum anderen tagsüber am Arbeitsplatz immer wieder kleine Übungen »nebenbei« machen.

Wenn Sie zusätzlich zu Hause regelmäßig täglich einige Übungen aus dem Übungsprogramm (Seite 52) durchführen, gleichen Sie einseitige Belastungen des Körpers aus und stabilisieren Ihre Wirbelsäule.

Täglich nur einige Minuten

■ Es ist nicht notwendig, täglich lange Zeit zu üben: Wenn Sie Ihrem Körper über den Tag verteilt auf diese Weise regelmäßig nur einige Minuten Aufmerksamkeit widmen, halten Sie Ihren Rücken gesund.

Wenn Sie viel sitzen

Entspannen Sie die Wirbelsäule zwischendurch immer wieder, damit Ihnen das lange Sitzen nicht ins »Kreuz« geht. Je nachdem, wieviel Zeit Sie haben, können Sie alle Übungen nacheinander machen oder jeweils die Übung auswählen, die Ihnen im Moment am passendsten erscheint.

Übungen für zwischendurch

Den Körper dehnen

Setzen Sie sich so auf einen Stuhl, daß Ihr Gesäß die gesamte Sitzfläche ausfüllt und der gestreckte Oberkörper an der Rückenlehne abgestützt ist.

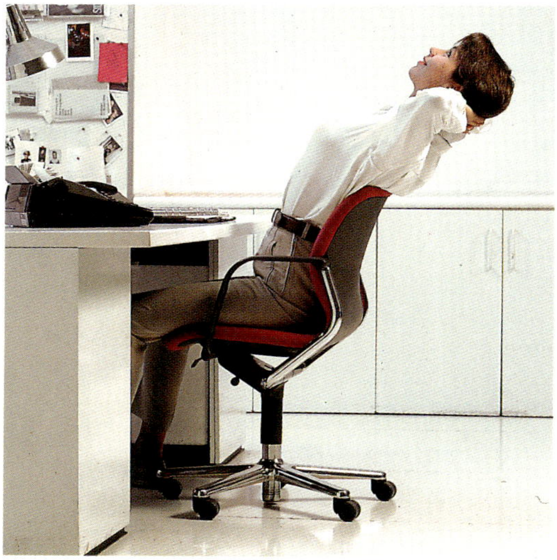

Den Körper dehnen

Stellen Sie Ihre Füße etwas mehr als hüftbreit auseinander fest auf den Boden.
Legen Sie die gefalteten Hände an den Hinterkopf, so daß beide Ellenbogen nach außen zeigen. Achten Sie darauf, daß Sie dabei die Schultern nicht hochziehen, und stützen Sie Ihren Kopf mit den Händen ab. Beugen Sie sich in dieser Haltung leicht nach hinten über die Rückenlehne, atmen Sie dabei tief und gleichmäßig durch.
Beenden Sie die Übung nach zwei Minuten.

Die Kniekehlen dehnen

Schieben Sie Ihren Stuhl so weit weg vom Schreibtisch, daß Sie genügend Bewegungsfreiheit haben, und setzen Sie sich auf die vordere Sitzfläche. Lassen Sie ein Bein gebeugt aufgestellt, strecken Sie das andere Bein gerade durch und winkeln den Fuß nach oben an, so daß nur die Ferse den Boden berührt.
Strecken Sie die Wirbelsäule und neigen Sie den Oberkörper so nach vorne, als würden Sie versuchen, Ihre Körpermitte dem gestreckten Knie zu nähern. Halten Sie diese Dehnung eine Minute, achten Sie darauf, während der Übung tief und gleichmäßig zu atmen. Wiederholen Sie die Übung mit dem anderen Bein.
Sie können diese Übung auch im Liegen durchführen (Foto auf der Umschlagrückseite).

Wichtig: Tief und gleichmäßig atmen

Die Wirbelsäule mobilisieren

▶ Setzen Sie sich auf die vordere Sitzfläche eines Stuhls. Stellen Sie Ihre Füße etwas mehr als hüftbreit auseinander fest auf den Boden. Strecken Sie Ihre Wirbelsäule, legen Sie beide Hände auf den Bauch. Verbinden Sie die Mobilisation der Wirbelsäule mit der Bauchatmung (Seite 88): Beginnen Sie mit der Ausatmung, wobei sich die Bauchdecke nach innen wölbt und der untere Wirbelsäulenabschnitt sich rundet. Strecken Sie zusammen mit der Einatmung die Wirbelsäule und spüren Sie, wie sich durch die Zwerchfellbewegung der Bauch vorwölbt.
Wiederholen Sie die Übung dreimal.

Den Körper anspannen

▶ Schieben Sie den Stuhl auf Armlänge vom Schreibtisch weg und setzen Sie sich auf die vordere Sitzfläche. Stellen Sie Ihre Füße etwas mehr als hüftbreit auseinander fest auf den Boden. Winkeln Sie Ihre Arme leicht an, stemmen Sie beide Handballen gegen die Tischkante, während Hände und Finger zur Decke gerichtet sind. Strecken Sie die Wirbelsäule, indem Sie das Brustbein nach oben recken und dabei gleichzeitig die Schultern herunterziehen. Drücken Sie Ihre Knie nach außen und winkeln Sie beide Füße nach oben an, so daß nur die Fersen den Boden berühren. Halten Sie diese Spannung eine Minute. Achten Sie darauf, währenddessen tief und gleichmäßig zu atmen.
Nach einer kurzen Entspannung wiederholen Sie die Übung einmal.

Entspannung im Sitzen

Diese Entspannungsübung eignet sich besonders gut, um sich zwischendurch im Alltag zu entspannen.

Gut im Alltag

Schuhe mit höheren Absätzen ziehen Sie bitte aus, um den Boden mit der ganzen Fußsohle spüren zu können.
Führen Sie die Übung langsam aus und lassen Sie sich für jeden Schritt ausreichend Zeit.

▶ Setzen Sie sich so auf einen Stuhl, daß Ihr Gesäß die gesamte Sitzfläche ausfüllt und der gestreckte Oberkörper an der Rückenlehne abgestützt ist. Stellen Sie Ihre Füße etwas mehr als hüftbreit auseinander fest auf den Boden.
Schließen Sie die Augen und versuchen Sie, alle Umwelt-

Vom Alltag lösen

Übungen für zwischendurch

geräusche in den Hintergrund treten zu lassen. Lassen Sie sich gelöst in den Stuhl »hineinsinken« und konzentrieren Sie sich auf die Entspannung.

Für jeden Schritt: Zeit lassen

Spüren Sie, ob Ihre Schultern angehoben sind? Lassen Sie die Schultern weich heruntersinken, entspannen Sie die Nackenmuskeln.

Lenken Sie Ihre Aufmerksamkeit zu den Füßen. Spüren Sie, wie Ihre Fußsohlen auf dem Boden stehen? Sind die Muskeln angespannt oder liegen die Fußsohlen vollständig dem Boden auf? Sind Ihre Zehen eingekrallt oder gelöst? Stellen Sie sich vor, daß von Ihren Fußsohlen viele Wurzeln ausgehen, die weit in den Boden hineinwachsen und Ihre Füße im Boden verankern.

Richten Sie den inneren Blick auf Ihr Becken. Spüren Sie, wie Ihr Gesäß die Sitzfläche berührt, vielleicht nur teilweise oder vollständig? Stellen Sie sich vor, im Sand zu sitzen; der Sand entweicht ganz langsam zu allen Seiten und Ihr Becken kann weich hineinsinken.

Beobachten Sie Ihre Atmung. Wo können Sie die Atembewegungen am deutlichsten wahrnehmen? Atmen Sie flach, in kurzen Abständen oder kann der Atem langsam und gleichmäßig durch Ihren Körper fließen? Atmen Sie tief durch die Nase ein, lassen Sie die Atemluft durch Ihren Rachenraum ziehen und langsam an Ihrer Wirbelsäule entlang nach unten gleiten; lassen Sie den Atem sich im ganzen Bauchraum ausbreiten.

Räkeln und dehnen Sie sich

Beenden Sie die Entspannung, indem Sie langsam die Augen öffnen. Räkeln und dehnen Sie sich zum Abschluß nach Herzenslust.

Wenn Sie viel stehen

Entlastung von Schulter- und Rückenmuskeln

Müssen Sie täglich viele Stunden stehen? Spüren Sie häufig am Abend, daß Ihre Rückenmuskeln im Bereich der Lendenwirbelsäule verspannt sind? Dann machen Sie zwischendurch immer wieder einmal diese Entspannungsübung.

»Rückenrolle«

▶ Stellen Sie sich mit dem Rücken an eine Wand oder an eine geschlossene Tür. Ihre Füße stehen, eine Fußlänge von der Wand entfernt, etwas mehr als hüftbreit auseinander fest auf dem Boden, die Knie sind leicht gebeugt. Achten Sie bitte darauf, daß der ganze Rücken der Wand anliegt, ebenso Arme und Handrücken.
Bewegen Sie Ihr Becken nach hinten, dabei wird der Rücken gegen die Wand gedrückt (1).
Danach kippen Sie Ihr Becken nach vorne, so daß sich der untere Rückenbereich – die Lendenwirbelsäule – von der Wand entfernt (2).
Führen Sie beide Bewegungen so aus, daß sie fließend ineinander übergehen.

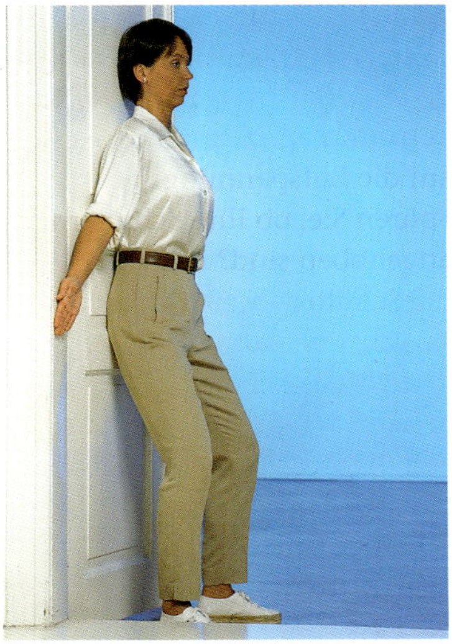

»Rückenrolle« (1)

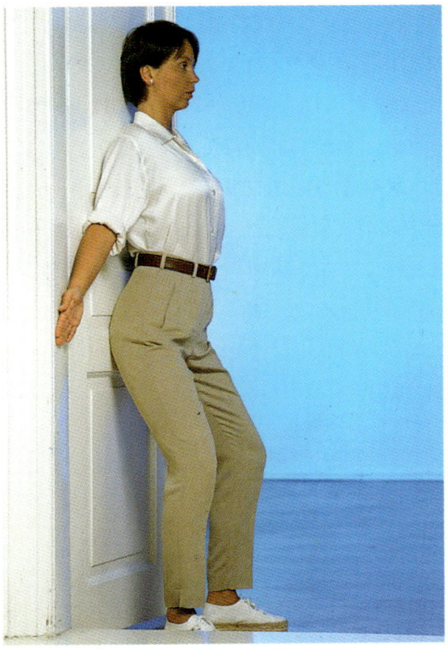

»Rückenrolle« (2)

Wiederholen Sie die Übung viermal.

Übungen für zwischendurch

Wenn Sie sich oft nach vorne beugen oder häufig schwer heben

Entlastung für das Kreuz

Wenn Sie längere Zeit in vorgeneigter Haltung arbeiten, wie etwa Gärtner, oder wenn Sie häufig schwere Gegenstände heben, dann kann Ihnen diese Übung für zwischendurch schnell Entspannung für das schmerzende Kreuz bringen.

»Hohles Kreuz« (nach McKenzie)

▶ Stellen Sie sich mit gestreckter Wirbelsäule aufrecht hin, Ihre Füße stehen hüftbreit fest auf dem Boden. Stützen Sie beide Hände an der hinteren Beckenseite ab, dabei liegen die Daumeninnenseiten auf dem jeweiligen Beckenkamm, die Handinnenflächen rechts und links neben dem Kreuzbein, die Fingerspitzen zeigen zum Boden. Strecken Sie sich in Richtung Decke, beugen Sie Kopf und Rücken so weit nach hinten, bis Sie die Dehnung an Ihrer vorderen Körperseite spüren. Halten Sie diese Position eine Minute, dann bewegen Sie sich langsam in die Ausgangsstellung zurück.
Wiederholen Sie diese Übung einmal.

Wenn Arme und Schultern belastet sind

Müssen Sie in Ihrem Beruf die Arme über längere Zeit hinweg frei halten, wie etwa eine Friseuse es tut? Oder spüren Sie, daß bei Arbeiten im Haushalt – wenn Sie zum Beispiel Wäsche oder Gardinen aufhängen – Ihre Arme müde werden und sich die Nackenmuskeln verkrampfen? Dann üben Sie zwischendurch das »Armpendel«, um Arme und Schultermuskeln schnell wieder zu entlasten.

Entlastung von Arm- und Schultermuskeln

»Armpendel«

▶ Stellen Sie sich in Schrittstellung – rechtes Bein nach vorn –, beugen Sie das rechte Knie. Stützen Sie sich mit der rechten Hand am Oberschenkel ab, so daß sich Ihr gestreckter Körper nach vorne neigt. Lassen Sie den linken Arm gelöst herunterhängen und beginnen Sie, ihn locker vor und zurück zu schwingen. Achten Sie bitte darauf, keinen allzu heftigen Schwung zu entwikkeln – Arm und Nacken können sich so besser entspannen. Schwingen Sie den Arm siebenmal vor und zurück.
Wiederholen Sie die Übung mit der anderen Seite.

Bewegung, Gymnastik und Sport

Es gibt nichts Besseres als Bewegung. Wichtig aber ist, daß Sie geeignete Bewegungs-, Gymnastik- und Sportarten auswählen, um Wirbelsäule und Gelenke nicht zu schädigen. Wer etwa regelmäßig viele Kilometer joggt und die Gelenke dabei falsch belastet, riskiert, daß er über kurz oder lang Probleme mit seinen Gelenken bekommt.

Gehen und Laufen

Der ideale Ausgleich für die Wirbelsäule

Gehen, Wandern und Laufen auf weichem, nachgiebigem Boden sind der ideale Ausgleich für die geplagte Wirbelsäule: Die regelmäßige, rhythmische Belastung von Knochen, Gelenken, Bändern und Bandscheiben verbessert deren mechanische Eigenschaften, die Muskulatur wird gut durchblutet und mit Sauerstoff versorgt, was wiederum den Knochen zugute kommt.

▶ Gehen oder laufen Sie mit möglichst gerader Wirbelsäule, nehmen Sie dabei die Schultern leicht zurück (nicht hochziehen!) und atmen Sie gleichmäßig ein und aus. Achten Sie beim Gehen und Laufen darauf, daß Sie den ganzen Fuß aufsetzen und locker abrollen – weiche, elastische Bewegungen bekommen Ihren Gelenken am besten.

Wichtig: Gute Schuhe

Wichtig sind gute Schuhe und bequeme, luftdurchlässige Kleidung, die Sie nicht einengt.

Wichtig

▶ Vermeiden Sie Übertreibungen! Um Herz und Kreislauf zu stärken, sollten Sie sich nur soweit belasten, daß Ihr Puls beim Laufen jeweils für etwa zehn Minuten auf etwa 120 Schläge pro Minute ansteigt. Strengen Sie sich auch nur soweit an, daß Sie sich während des Laufens mit einem Partner mühelos unterhalten können.

Gymnastik, Tanzen

Gymnastik, richtig gemacht, ist eine Wohltat für Wirbelsäule, für Muskeln und Gelenke, ebenso Tanzen – klassischer Tanz und Standardtänze – in aufrechter Haltung.

Bewegung, Gymnastik und Sport

Keine ruckartigen Bewegungen

▶ Achten Sie bei Gymnastik bitte darauf, daß Sie eine Gymnastikart auswählen, bei der Sie

- keine ruckartigen Verbiegungen und Verdrehungen der Wirbelsäule machen;
- auf bestimmte Übungen verzichten, die früher beliebt waren, nach neuen Erkenntnissen jedoch ungeeignet sind: etwa das Kopfkreisen, das Vorwärtsneigen des Körpers mit Auflegen der Hände auf den Boden, das »Klappmesser« (»Sit-up«) oder das wiederholte Nachwippen.
- Wenn Sie an Rückenbeschwerden leiden, verzichten Sie bitte auf Yoga und andere Gymnastikarten, die eine extreme Beweglichkeit der Wirbelsäule und der Gelenke zur Folge haben.

Schwimmen

Schwimmen gilt als die beste Sportart, um Rückenbeschwerden vorzubeugen; vielen Patienten mit Kreuzschmerzen wird empfohlen, regelmäßig zu schwimmen. Es ist tatsächlich so, daß die Wirbelsäule im Wasser optimal entlastet wird.

▶ Am besten geeignet ist Rückenschwimmen, bei dem die Wirbelsäule ihre natürliche Krümmung einnimmt.

- Kraulschwimmen entlastet ebenfalls die Wirbelsäule, wenn es technisch richtig ausgeführt wird.
- Beim Brustschwimmen achten Sie bitte darauf, den Kopf nicht krampfhaft über Wasser zu halten, weil sich dadurch die Wirbelsäule übermäßig nach vorne krümmt. Wenn Sie mit möglichst gestreckter Wirbelsäule schwimmen und den Kopf wie beim Kraulen ins Wasser eintauchen, ist auch Brustschwimmen durchaus geeignet.
- Ungeeignet bei Rückenbeschwerden ist das Delphinschwimmen (Schmetterlingsstil).

Radfahren

Gesund für den ganzen Körper

Radfahren ist ein ausgezeichnetes Training für Herz, Kreislauf, Atmung und Beinmuskulatur.

▶ Achten Sie beim Radfahren darauf, den Rücken möglichst gestreckt zu halten. Dafür eignet sich am besten ein Fahrrad mit dem guten alten »Gesundheitslenker« (Hollandrad).

- Weniger geeignet für die Wirbelsäule dagegen ist ein Rennrad, auf dem Sie den Rücken lange Zeit stark beugen müssen. Wenn Sie dennoch Rennrad fahren wollen, sollten Sie es nicht zu lange ausdehnen und zwischendurch immer wieder Pausen mit Dehn- und Streckübungen für die Wirbelsäule einlegen.

Mannschaftssport

Fußball, Handball, Basketball, Volleyball oder Hockey eignen sich hervorragend, um Herz, Kreislauf und Atmung zu trainieren. Wer zu Rückenbeschwerden neigt, sollte jedoch vorsichtig sein, denn bei diesen Sportarten sind häufige Bewegungsänderungen, ruckartiges Stehenbleiben oder Drehen erforderlich. Dafür brauchen Sie eine gute Rumpfstabilität, die Sie durch gezieltes Training der Muskeln erreichen können (Seite 61).

- Beginnen Sie deshalb erst dann mit dem Spiel, wenn Sie sich – wie die Profis es tun – mit Gymnastikübungen aufgewärmt und ausgiebige Dehn- und Kräftigungsübungen für die Muskulatur gemacht haben.

Vorsicht bei Hallensport

- Besondere Vorsicht ist bei Spielen in Hallen geboten, deren Böden meist viel härter sind als (Rasen-)Sportplätze im Freien. Das gilt vor allem für Volleyball, weniger für Basketball. Wenn man hoch springt und wieder auf den Boden aufkommt, wie es Volleyballspieler beim Block tun, erhält die Wirbelsäule mit ihren Bandscheiben jedesmal einen Schlag.

Wichtig

- Achten Sie beim Springen darauf, möglichst weich und federnd wieder aufzukommen und tragen Sie nur gut gepolsterte Schuhe.
- Stellen Sie – wie auch bei allen anderen Sportarten – Ihren Ehrgeiz zurück und spielen Sie zur Freude und Erholung.

Surfen

Je perfekter und gekonnter Sie eine Sportart ausüben, desto weniger ist Ihr Rücken gefährdet. Lassen Sie sich deshalb beim Surfen von einem erfahrenen Trainer anlernen. Das verursacht anfangs zwar mehr Kosten, zahlt sich aber auf längere Sicht mit Sicherheit aus.

▶ Beim Surfen ist gute Beinarbeit unerläßlich. Machen Sie deshalb unter fachkundiger Anleitung zunächst ein Krafttraining der Beine. Lassen Sie sich erst dann vom Trainer ins Surfen einweisen.

- Fällt beim Surfen das Segel ins Wasser, heben Sie es mit der richtigen Hebetechnik (Seite 35). Achten Sie darauf, den Rücken

Bewegung, Gymnastik und Sport

dabei möglichst gerade zu halten.

Fragen Sie Ihren Arzt

● Wenn Sie zu Rückenbeschwerden neigen, fragen Sie bitte vorher Ihren Arzt, ob diese Sportart für Sie geeignet ist. Viele Ärzte raten dann allerdings vom Surfen strikt ab: Die Unterkühlung, die Rückenbelastung, wenn das Segel aus dem Wasser gehoben wird, und die ständigen Stöße von unten, wenn das Surfbrett über die Wellen gleitet, werden als die wichtigsten Gründe dafür genannt, bei Rückenbeschwerden auf diesen schönen Sport zu verzichten.

Tennis, Squash, Tischtennis

Einen guten Trainer brauchen Sie auch, wenn Sie Tennis, Squash oder Tischtennis spielen möchten.

Vorher die Beinmuskeln trainieren

▶ Vor allem beim Squash, aber auch bei Tennis oder Tischtennis ist ständige Beinarbeit erforderlich. Lassen Sie sich deshalb in einem Training der Beinmuskulatur unterweisen, damit Ihre Knie von den Muskeln wirksam unterstützt werden können.

● Der heute allgemein übliche Aufschlag beim Tennis (Überkopfaufschlag) kann Ihre Wirbelsäule belasten. Sie müssen deshalb die Becken-, Bauch- und Rückenmuskeln kräftigen, damit der Rumpf optimal stabilisiert ist. Je kräftiger Ihre Rücken- und Bauchmuskeln sind, desto mehr können Sie beim Spiel Ihren Rücken belasten. Ähnliches gilt auch für Tischtennis.

Wichtig

▶ Wenn Sie auf harten Hallenböden spielen, achten Sie bitte auf gutgepolsterte Schuhe.

Skilanglauf, Alpines Skifahren

Skilanglauf ist eine der besten Sportarten sowohl für den Rücken als auch für den gesamten Bewegungsapparat: Die aufrechte Körperhaltung und die rhythmische Bewegung von Armen und Beinen kräftigen die Rumpfmuskulatur, die Muskeln des Schultergürtels und der Beine, hinzu kommt die positive Wirkung auf Herz, Kreislauf und Atmung.

■ Skilanglauf ist allerdings körperlich anstrengender und belastender als Alpines Skifahren. Wenn Sie zu Rückenbeschwerden neigen, sprechen Sie bitte zuvor mit Ihrem Arzt, ob diese Sportart für Sie geeignet ist.

Alpinskilauf können Sie ungetrübt genießen, vorausgesetzt, die Muskeln von Rumpf und Beinen sind gut trainiert. Beachten Sie bitte:

Besuchen Sie einen Kurs, in dem Sie sich unter fachkundiger Anleitung für die kommende Saison körperlich fit machen.

- Bevor Sie auf die Piste gehen, wärmen Sie unbedingt Ihre Muskeln mit einigen Gymnastikübungen auf.
- Um die Wirbelsäule nicht zu belasten, fahren Sie mit möglichst aufrechtem Oberkörper und rasen Sie nicht in »Abfahrtshaltung« über die Piste.
- Wenn Sie zu Rückenbeschwerden neigen, suchen Sie sich solche Abfahrtsstrecken aus, bei denen Sie möglichst nicht über Buckelpisten fahren müssen.
- Denken Sie – wie auch bei allen anderen Sportarten – daran, sich selbst vernünftig einzuschätzen und nicht über Ihre körperliche Leistungsfähigkeit hinauszugehen.

Wichtig: Sich richtig einschätzen

Reiten

Reiten ist – entgegen der verbreiteten Meinung – ein »rückenfreundlicher« Sport; nicht umsonst wird Reittherapie bei vielen Krankheiten eingesetzt. Das Antreiben des Pferdes aktiviert Becken- und Gesäßmuskeln, die aufrechte Haltung beim Reiten kräftigt Bauch- und Rückenmuskeln.

Gut für die Muskeln

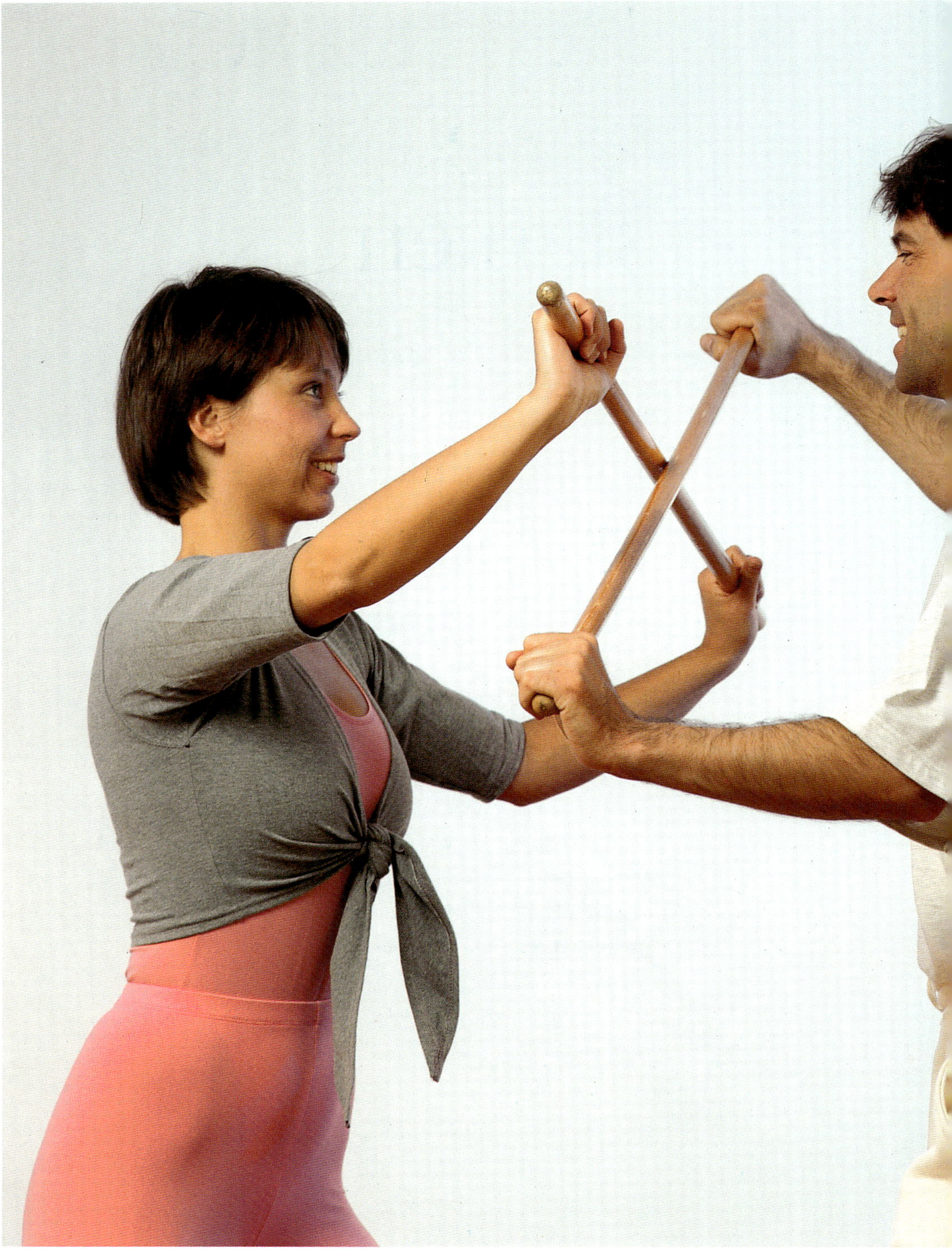

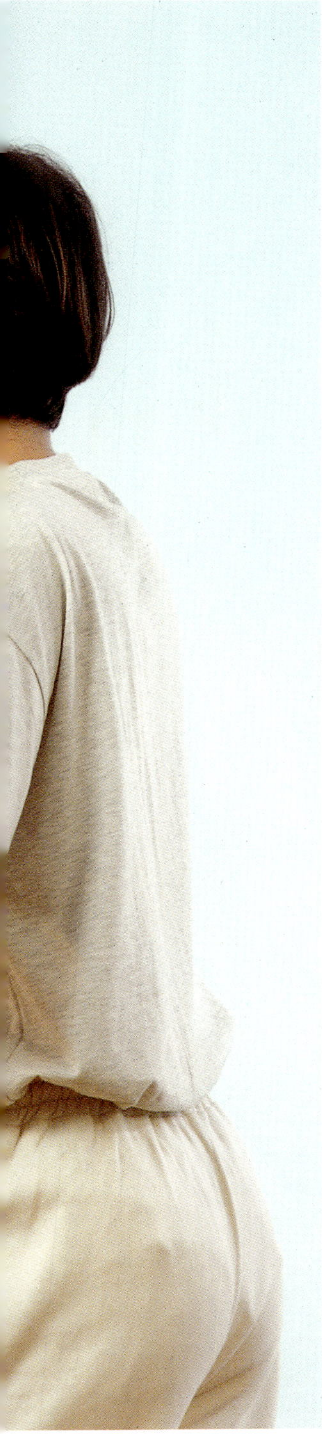

Den Rücken gezielt stärken

Haltungsschulung und Übungsprogramm gehören zusammen. Denn Voraussetzung für die richtige Körperhaltung, für schonende Bewegungen im Alltag und nicht zuletzt für einen »gesunden« Sport ist ein belastbarer Rücken.
Dieses Kapitel stellt Ihnen das Übungsprogramm vor: Mobilisation, Kräftigung, Dehnung der Rücken-, Schulter- und Bauchmuskeln, Entspannung und Schulung der Atmung.
Suchen Sie sich aus den einfachen und den etwas schwierigeren Übungen die für Sie passenden aus, und »starten« Sie ebenso gelassen wie zielstrebig in ein neues Wohlbefinden.

Das Übungs-programm

Beschwerden vorbeugen und lindern

Mit den Übungen der Rückenschule können Sie bereits bestehenden Rückenbeschwerden entgegenwirken, Fehlhaltungen korrigieren und oder ihnen vorbeugen.
Die Übungen sind in vier Abschnitte unterteilt und betonen jeweils einen anderen Schwerpunkt:

- Mobilisationsübungen (Seite 54), um die verlorengegangene natürliche Bewegungsfähigkeit – die Mobilität – Ihrer Wirbelsäule wiederherzustellen.
- Kräftigungsübungen für Schultergürtel- und Rückenmuskeln (Seite 61).
- Kräftigungsübungen für die Bauchmuskeln (Seite 68).

Mit diesen Übungen und den Übungen zur Kräftigung der Schultergürtel- und Rückenmuskeln stabilisieren Sie zugleich Ihre Wirbelsäule.

- Dehnübungen für die Muskeln (Seite 74), um die durch einseitige Körperhaltungen bedingten Muskelverkürzungen auszugleichen.

Daran anschließend finden Sie

- Entspannungsübungen (Seite 80), mit denen Sie – wenn Sie möchten – Ihr Übungsprogramm abschließen.

Begleitend zu den Übungen der Rückenschule empfehlen wir Ihnen

- Atemübungen (Seite 87), die Ihnen helfen, tief und entspannt zu atmen und die durch Fehlhaltungen beeinträchtigte natürliche Atmung wiederherzustellen.

Bitte beachten Sie

Langsam beginnen!

Wenn Sie noch keine Erfahrung mit den Übungen der Rückenschule haben, wählen Sie zu Beginn aus den einzelnen Übungsabschnitten jeweils nur Übungen der Stufe I. Wechseln Sie erst dann zu den Übungen der Stufe II über, wenn Sie die leichten Übungen sicher beherrschen.

So üben Sie richtig

- Nehmen Sie sich für Ihre Übungen genügend Zeit und Ruhe.
- Legen Sie Ihre Übungszeiten so, daß Sie nicht unmittelbar nach einer Mahlzeit üben.
- Der Raum, in dem Sie üben, sollte gut durchlüftet und weder zu kühl noch zu warm sein – Sie sollen nicht frieren, gleichzeitig aber die durch das Üben entstehende eigene Körperwärme abgeben können.

Bequeme Kleidung

- Ziehen Sie sich bequeme Kleidung aus Naturfasern an, in der Sie sich wohlfühlen und die Ihnen Bewegungsfreiheit ermöglicht.
- Sie können sowohl alleine als auch zusammen mit Ihrem Partner, mit Kind(ern) oder Freund(en) üben. Bei einigen wenigen Übungen brauchen Sie einen Partner.
- Suchen Sie sich drei bis vier Übungen aus; am besten, Sie nehmen je eine Übung aus jedem der vier Übungsabschnitte.
- Legen Sie sich zurecht, was Sie für die Übungen jeweils brauchen: einen stabilen Stuhl oder Hocker, eine Wolldecke, Handtücher oder Stäbe (zum Beispiel zwei Besenstiele).

Langsam und genau üben

- Versuchen Sie, die Übungen langsam und genau zu machen, ohne sich zu verkrampfen. Achten Sie dabei auch auf eine gleichmäßige, tiefe Atmung (Seite 87).
- Wenn Sie die Übungen abends vor dem Einschlafen machen, ist es sinnvoll, sie mit einer Entspannungsübung (Seite 80) abzuschließen.
- Versuchen Sie, Ihr Übungsprogramm möglichst regelmäßig – am besten täglich zur gleichen Zeit – in Ihren Tagesablauf einzubauen. Je regelmäßiger Sie üben, desto besser können die Übungen Ihnen zu einer gesunden Wirbelsäule, kräftigen Muskeln und damit zu mehr Beweglichkeit und Wohlbefinden verhelfen.

Bitte beachten Sie

Wählen Sie

Wenn es Ihnen Mühe macht, sich auf den Boden zu setzen oder aufzustehen, wählen Sie nur die Übungen aus, die im Sitzen oder im Stehen ausgeführt werden.

Mobilisationsübungen – Stufe I

Unsere Gelenke müssen wir beweglich halten, um zu verhindern, daß sie im Lauf der Jahre ihre Elastizität verlieren. Machen Sie deshalb täglich mindestens eine Mobilisationsübung.

»Beckenwiege«

Zur Verbesserung der Wirbelsäulenbeweglichkeit

Schlagen Sie im Sitzen häufig die Beine übereinander? Diese Haltung bewirkt, daß sich das Becken nach hinten neigt, die Wirbelsäule sich rundet und dadurch steif wird. Mit der »Beckenwiege« können Sie diese Fehlhaltung korrigieren.

▶ Setzen Sie sich auf die vordere Sitzfläche eines Stuhls. Vergewissern Sie sich, daß der Stuhl die für Sie richtige Höhe hat – Ihre Oberschenkel müssen schräg nach unten zeigen. Stellen Sie Ihre Füße etwas mehr als hüftbreit auseinander fest auf den Boden. Die Knie befinden sich senkrecht über den Fersen.
Beginnen Sie, die Wirbelsäule im Lendenbereich abwechselnd zu runden – die Bauchdecke sinkt nach innen (1) – und zu strecken – die Bauchdecke wölbt sich nach außen (2).
Strecken und Runden lassen Sie ohne Unterbrechung fließend ineinander übergehen.
Machen Sie diese Übung sechsmal hintereinander.

»Beckenwiege« (1)

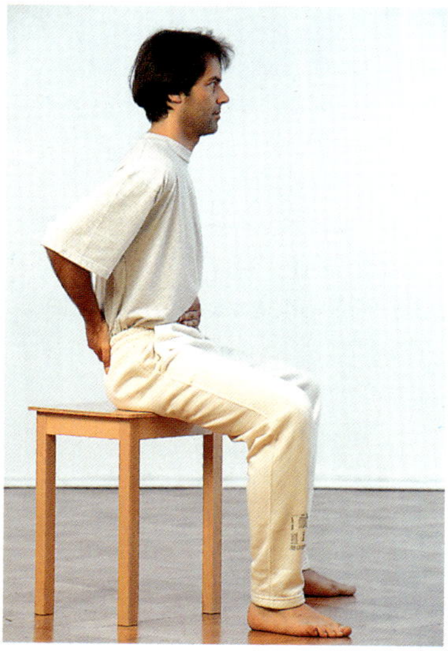

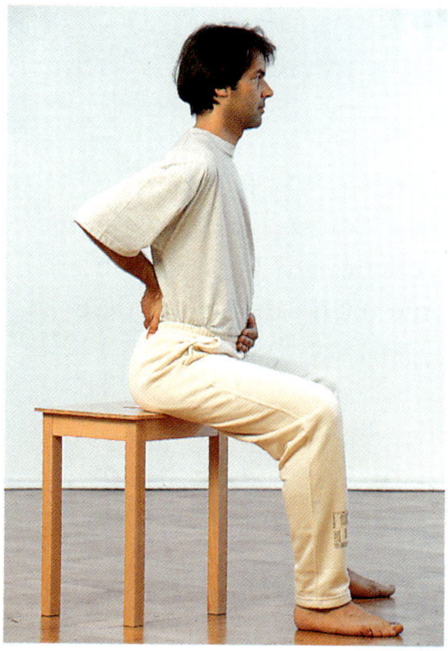

»Beckenwiege« (2)

Zur Kontrolle: Legen Sie eine Hand auf den Bauch, die andere in gleicher Höhe auf den Rücken.
Spüren Sie, während Sie die Wirbelsäule runden, daß sich dabei die Wirbelkörper nach hinten herausdrücken und Sie die Knochen der Dornfortsätze (Seite 16) tasten können?
Während Sie die Wirbelsäule strecken, bewegen sich die Wirbel nach vorn; können Sie auf Ihrem Rücken eine »Mulde« zwischen den Rückenmuskeln tasten?
Legen Sie Ihre ausgestreckten Hände mit der Kleinfingerseite in die Leisten. Beim Strecken der Wirbelsäule bewegt sich das Becken nach vorne in Ihre Hände, während es sich beim Runden wieder von Ihren Händen entfernt.

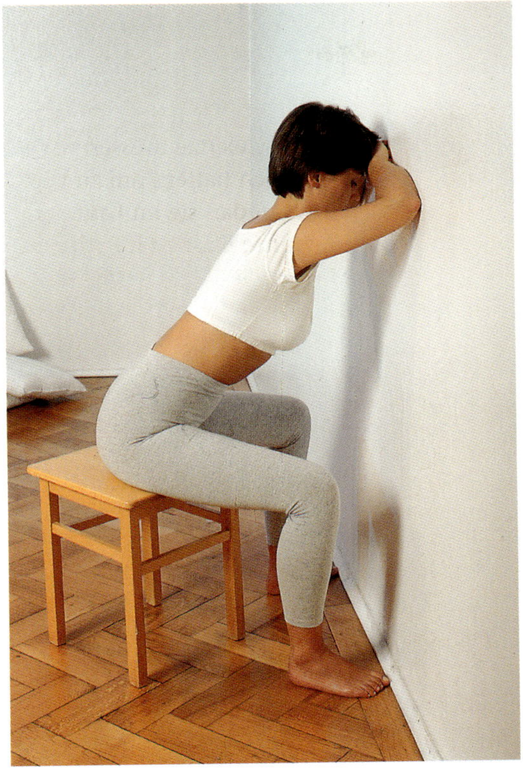

»Brustbeinwippen«

Zur Entlastung der Nackenmuskeln

Sind Ihre Schultern häufig hochgezogen oder nach vorne geschoben? Ursache dafür ist die nach innen gerundete Brustwirbelsäule – eine Fehlhaltung, die sich meist in verspannten Nackenmuskeln ausdrückt. Mit dieser Übung lernen Sie, die Brustwirbelsäule zu mobilisieren, zu strecken und so den Schultergürtel zu entlasten.

»Brustbeinwippen«

▶ Setzen Sie sich auf einen Stuhl oder einen Hocker vor eine Wand. Stellen Sie Ihre Füße etwas mehr als hüftbreit auseinander fest auf den Boden, die Fußspitzen berühren die Wand. Stützen Sie die Unterarme an der Wand so ab, daß die Hände aufeinander liegen und die Ellenbogen zur Seite zeigen. Legen Sie die Stirn auf Ihre Hände. Ihr Körper ist in leichter Schräglage und wird durch das Abstützen entlastet.

Das Übungsprogramm

Mobilisieren Sie Ihre Brustwirbelsäule, indem Sie aus entspannter Haltung das Brustbein nach oben den Händen entgegen strecken. Dabei soll möglichst nur die Brustwirbelsäule bewegt werden. Lösen Sie die Streckung wieder auf. Wiederholen Sie diese Bewegung sechsmal hintereinander in langsamem, gleichmäßigem Tempo. Entspannen Sie sich anschließend in aufrechter Haltung.

Zur Kontrolle: Beobachten Sie den Abstand zwischen Ihrem Brustbein und der Wand. Je kleiner der Abstand, desto besser die Streckung der Brustwirbelsäule.

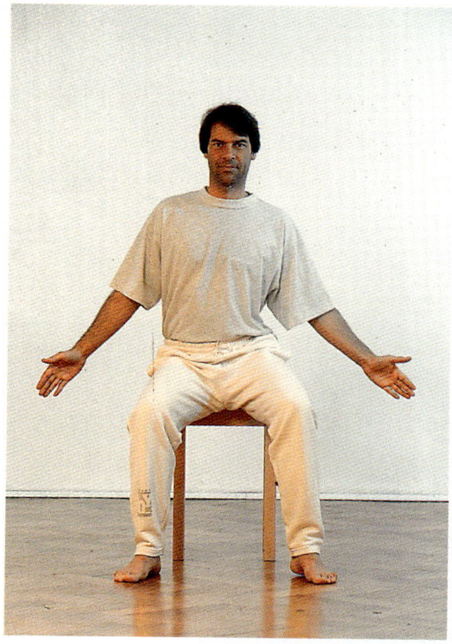

»Seitschaukeln« (1)

»Seitschaukeln«

Zur Entspannung der Rückenmuskeln

Leiden Sie an oft einseitigen Muskelverspannungen im Rücken nahe der Wirbelsäule? Dann könnte es sein, daß Sie im Sitzen vorwiegend eine Gesäßhälfte, im Stehen überwiegend ein Bein belasten. Mit dem »Seitschaukeln« lernen Sie, sich gleichmäßig zu bewegen und so Ihre Rückenmuskulatur zu entspannen.

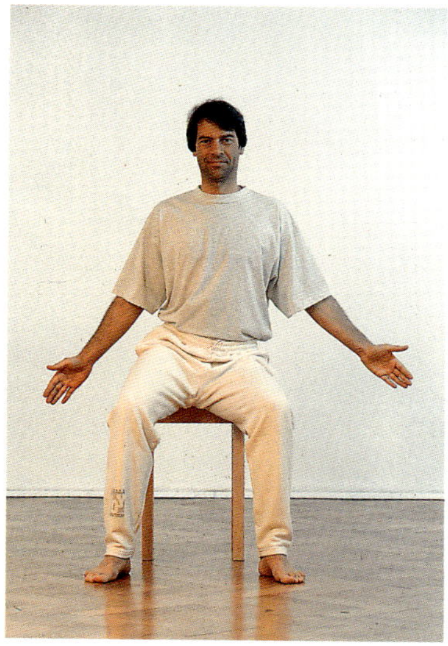

»Seitschaukeln« (2)

▶ Setzen Sie sich mit gerade aufgerichtetem Oberkörper auf die vordere Sitzfläche eines Stuhls. Stellen Sie Ihre Füße etwas mehr als hüftbreit auseinander fest auf den Boden. Heben Sie beide Arme in Verlängerung des Schultergürtels seitlich an. Heben Sie wechselseitig eine Gesäßhälfte etwas von der Sitzfläche ab, ohne dabei in der Hüfte einzuknicken – dadurch hebt sich auch die entsprechende Körperseite (Seite 56, 1 und 2). Achten Sie darauf, sich ohne Unterbrechung in gleichmäßig fließendem Rhythmus zu bewegen. Führen Sie diese Bewegung jeweils sechsmal aus.

Mobilisationsübungen – Stufe II

Haben Sie die Übungen der Stufe I über einen längeren Zeitraum hinweg regelmäßig und genau ausgeführt, können Sie Ihr Trainingsprogramm um etwas anspruchsvollere Übungen erweitern. Achten Sie bitte auch hier auf eine korrekte Ausgangsstellung und darauf, die Bewegungen so genau wie möglich auszuführen.

Ausgangsstellung: »Vierfüßlerstand«

Übungen im »Vierfüßlerstand« (Foto) bieten eine gute Möglichkeit, die Beweglichkeit der Wirbelsäule zu verbessern. In dieser Position ist eine »hubarme Mobilisation« der Wirbelsäule möglich, da die Schwerkraft sich hier nur in geringem Ausmaß auswirkt

Zur Verbesserung der Wirbelsäulenbeweglichkeit

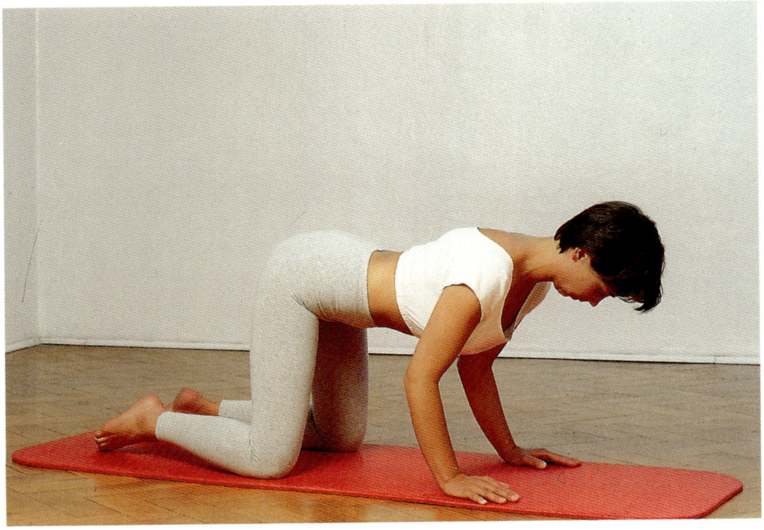

»Vierfüßlerstand«

und somit mehr Bewegungsfreiheit zuläßt.

Bitte beachten Sie

Diese Position ist nicht für Sie geeignet, wenn Sie oft Schmerzen in Hand-, Schulter- und Kniegelenken haben, wenn Sie also an rheumatischen oder arthrotischen Veränderungen dieser Gelenke leiden. In diesem Fall dürfen Sie nur die Mobilisationsübungen der Stufe I machen. Wenn Sie sich nicht sicher sind, sprechen Sie darüber bitte mit Ihrem Arzt.

▶ Gehen Sie auf »alle viere«, stützen Sie sich mit den Händen ab, die Handflächen liegen unter Ihren Schultergelenken, die Finger zeigen etwas nach außen.
Beugen Sie Ihre Ellenbogen und drehen Sie sie in Richtung der Oberschenkel.
Spreizen Sie Ihre Beine etwas mehr als hüftbreit auseinander, wobei sich Ihre Knie senkrecht unter den Hüftgelenken befinden.
Strecken Sie Ihre Wirbelsäule gerade, sie darf weder »durchhängen« noch sollte sie wie ein »Katzenbuckel« gerundet sein (Foto Seite 57).

»Wellentanz«

Wenn Sie tagsüber vorwiegend stehen und Ihre Wirbelsäule dadurch stark belastet wird, hilft Ihnen diese Mobilisationsübung, die Wirbelsäule zu entlasten, einseitigen Belastungen entgegenzuwirken und Rückenbeschwerden zu lindern.

»Wellentanz« (1)

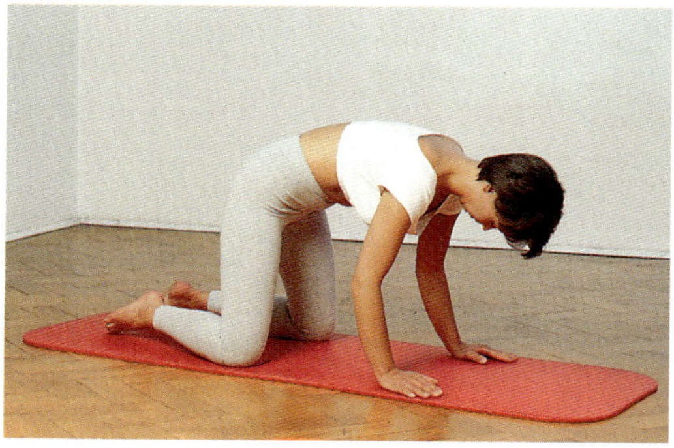

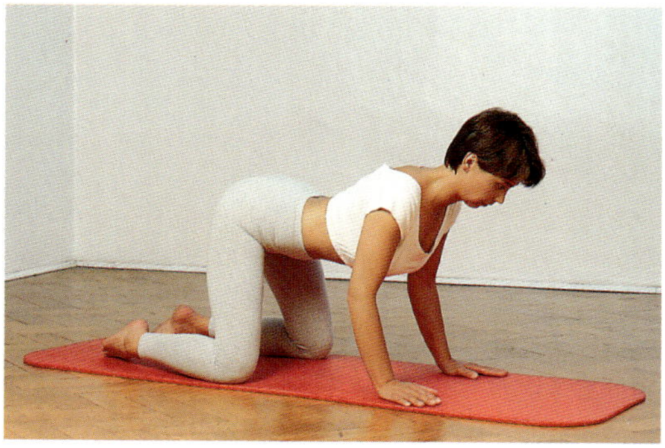

»Wellentanz« (2)

▶ Nehmen Sie den »Vierfüßlerstand« ein (Foto Seite 57). Beginnen Sie, die gesamte Wirbelsäule im Wechsel zuerst zu runden (1), dann zu strekken (Seite 58, 2). Achten Sie bitte darauf, daß Sie dabei den Kopf nicht anheben, sondern in Verlängerung der Wirbelsäule halten. Ihr Blick bleibt dabei zum Boden gerichtet. Wiederholen Sie diese Bewegung achtmal in langsamem, gleichmäßigem Tempo.

»Marsch«

Eine gesunde Wirbelsäule kann sich runden, strecken, zur Seite neigen oder Ober- und Unterkörper gegeneinander drehen. Aufgrund von Fehlhaltungen nimmt die Streckung der Wirbelsäule ab, und dadurch werden auch andere Bewegungen eingeschränkt. Das Drehen einzelner Wirbelkörper gegeneinander ist jedoch sehr wichtig, weil es die Wirbelgelenke mobilisiert und zur Ernährung des Bandscheibengewebes beiträgt. Mit der folgenden Übung können Sie die Drehfähigkeit Ihrer Wirbelsäule verbessern.

Zur Verbesserung der Drehfähigkeit der Wirbelsäule

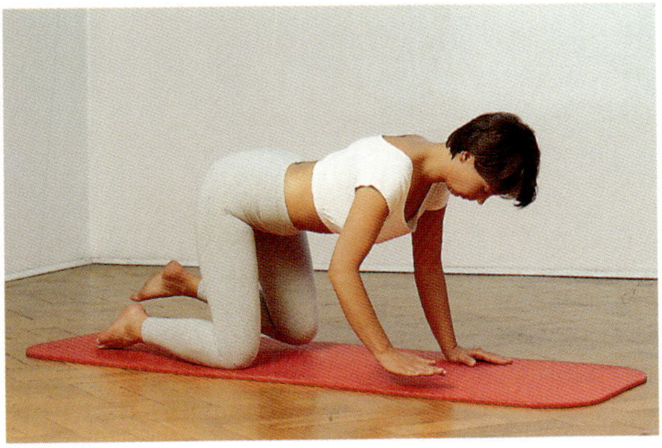

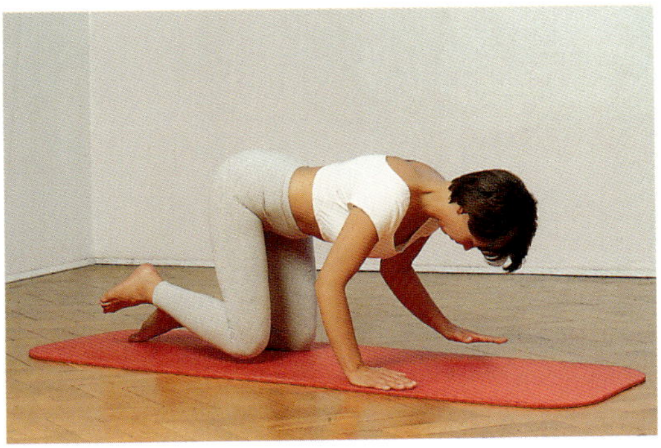

»Marsch« oben (1), unten (2)

▶ Nehmen Sie den »Vierfüßlerstand« ein (Foto Seite 57). Strecken Sie Ihre Wirbelsäule heraus, ohne sie zu runden, und heben Sie dabei Ihre Handflächen wechselseitig etwas von der Unterlage ab. Das rhythmische Tempo dieser Bewegung entspricht dabei dem Gehtempo (120 Schritte/Minute). Achten Sie darauf, daß währenddessen die Ellenbogen gebeugt bleiben. Erweitern Sie diese Bewegung, indem Sie in rhythmischem Wechsel diagonal Handfläche und Knie – also linkes Knie und rechte Handfläche (1), anschließend rechtes Knie und linke Handfläche (2) – geringfügig von der Unterlage abheben. Führen Sie diese Diagonalbewegung wechselseitig zwanzigmal aus, so daß eine rhythmische Bewegung entsteht.

Das Übungsprogramm

»Katzenräkeln«

Müssen Sie bei Ihrer beruflichen Tätigkeit vorwiegend mit vorgeneigten Schultern arbeiten, wie etwa eine Schneiderin es macht? Oder sind Ihre Arme stark belastet wie bei der Friseuse? Dann wird vor allem Ihre Brustwirbelsäule sehr stark beansprucht.

Zur Streckung der Brustwirbelsäule

Diese Haltungen können dazu führen, daß die Brustwirbelsäule der dabei notwendigen starken Krafteinwirkung mit der Zeit nachgibt und in runder Haltung versteift. Üben Sie deshalb regelmäßig das »Katzenräkeln«, um die Streckung Ihrer Brustwirbelsäule zu verbessern und so eine Entlastung zu schaffen.

Bitte beachten Sie

Diese Übung ist nicht für Sie geeignet, wenn Sie oft Schmerzen in Hand-, Schulter- und Kniegelenken haben, wenn Sie also an rheumatischen oder arthrotischen Veränderungen dieser Gelenke leiden.

▶ Knien Sie sich auf den Boden, strecken Sie die Arme und legen Sie die Handinnenflächen auf den Boden. Die Hüftgelenke sind senkrecht über den Kniegelenken, der gestreckte Rücken befindet sich in Schräglage. Achten Sie bitte darauf, daß Ihre Schultern dabei frei beweglich sind.

»Katzenräkeln« (1)

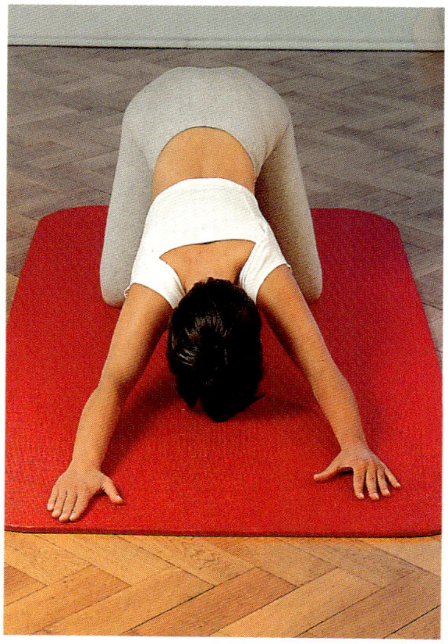

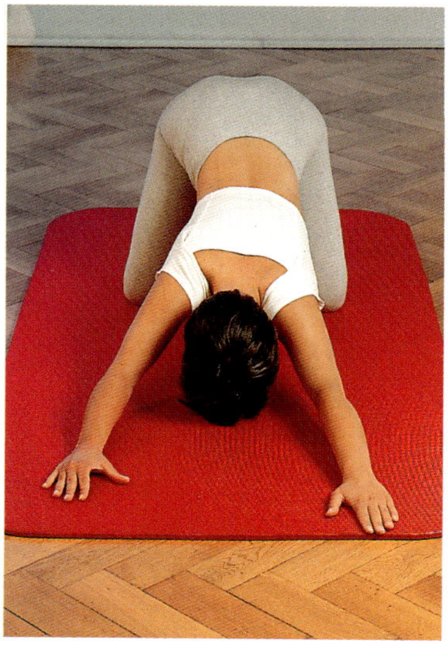

»Katzenräkeln« (2)

Ziehen Sie die Schultern in Richtung Gesäß herunter und versuchen Sie, Ihr Brustbein der Unterlage zu nähern und wieder zu entfernen.
Erweitern Sie diese Übung, indem Sie Ihr Brustbein der Unterlage genähert halten und wechselseitig einen Arm am Boden entlang nach vorne schieben (Seite 60, 1 und 2). Führen Sie diese Bewegung zehnmal im Wechsel aus.

Kräftigungsübungen für Schultergürtel- und Rückenmuskeln – Stufe I

Zusammenarbeit der Muskeln

Muskelarbeit stabilisiert und bewegt die Gelenke. Ein Muskel kann nicht einzeln, sondern nur in Zusammenarbeit mit anderen Muskeln und Muskelgruppen angespannt werden. Dabei unterscheiden wir »Synergisten«, Muskeln, die die gleiche Funktion ausführen, von »Agonisten« oder »Antagonisten«, Muskeln, die gegensätzliche Funktionen ausüben: Während sich eine Muskelgruppe zur Anspannung verkürzt, muß der Gegenspieler nachgeben, damit die Gelenke sich bewegen können. Die Muskulatur kann allerdings nur dann effizient arbeiten, wenn sie darin geübt ist. Bei zu wenig Bewegung verringern sich Aktivität und Leistungsfähigkeit der Muskeln.

Muskeln brauchen Training

Ein weiterer Grund für Muskelschwäche sind Fehlstellungen der Wirbelsäule, wodurch die Muskulatur ständig gedehnt wird. Das hat zur Folge, daß ihre Tätigkeit erschwert und somit eingeschränkt wird. Deshalb ist es wichtig, daß Sie einerseits auf eine aufrechte Körperhaltung achten (»Haltungsschulung«, Seite 24), und andererseits versuchen, Ihre Muskeln zu stärken.
Voraussetzung für eine aufrechte Körperhaltung ist eine kräftige Rückenmuskulatur. Mit den folgenden Übungen können Sie geschwächte Rückenmuskeln stärken und so deren Kraft erhalten; die Übungen der Stufe I ermöglichen Ihnen zudem eine gute Kontrolle Ihrer Körperhaltung. Wichtig für den Erfolg ist auch hier, möglichst regelmäßig zu üben.

Das Übungsprogramm

»Wandschieben«

Training der Rückenmuskeln

Mit dieser Übung sollten Sie Ihr Training der Rückenmuskeln beginnen. Da Sie dabei Ihren Rücken an die Wand lehnen, können Sie gut nachprüfen, ob Sie sich wirklich aufrecht halten.

▶ Setzen Sie sich so auf einen Hocker vor eine Wand, daß Gesäß und Rücken vollständig an die Wand gelehnt sind. Drehen Sie beide Arme nach außen und berühren Sie die Wand mit der gesamten Armlänge. Die ausgestreckten Hände liegen mit dem Handrücken ebenfalls an der Wand. Strecken Sie die Wirbelsäule an der Wand entlang nach oben, spannen Sie auch Ihr Brustbein nach oben hin an.
Drücken Sie beide Arme gleichzeitig nach hinten, als ob Sie die Wand wegschieben wollten (1).
Versuchen Sie, diese Spannung sieben Sekunden lang zu halten, um sich dann langsam wieder zu entspannen.
Sie können die Übung erweitern, indem Sie, während Sie die Spannung halten, einen Arm kraftvoll an der Wand entlang nach oben schieben (2), anschließend wieder herunterschieben.
Danach führen Sie die gleiche Bewegung, ebenso kraftvoll, mit dem anderen Arm aus.
Machen Sie die Übung jeweils sechsmal im Wechsel.

»Wandschieben« (1)

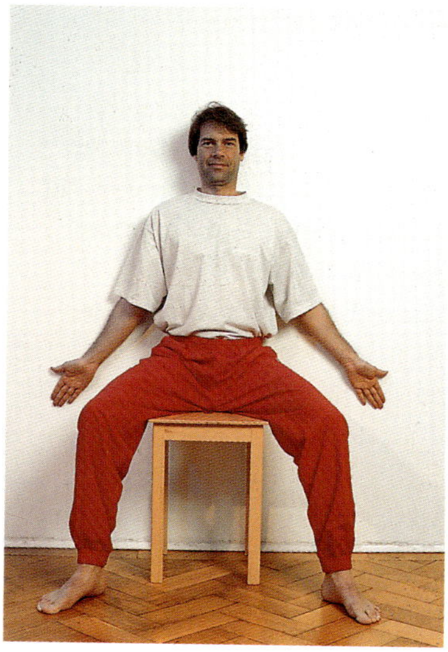

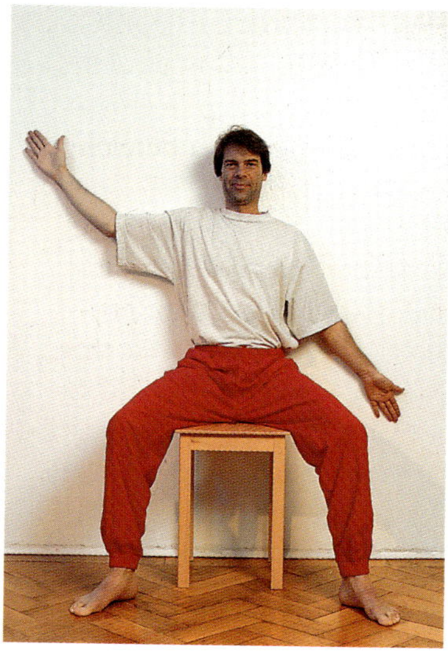

»Wandschieben« (2)

Kräftigung von Schulter- und Rückenmuskeln – I

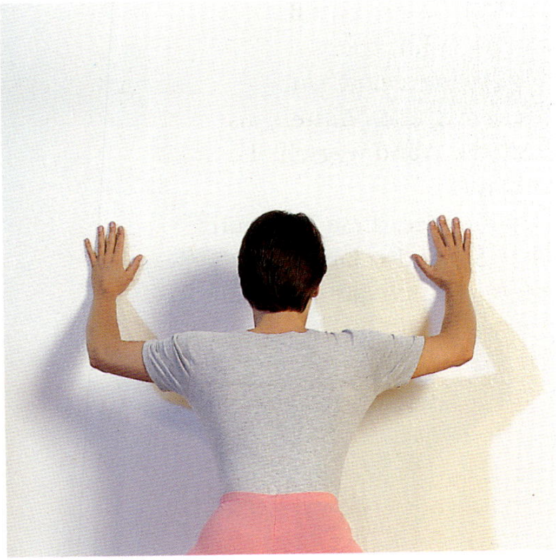

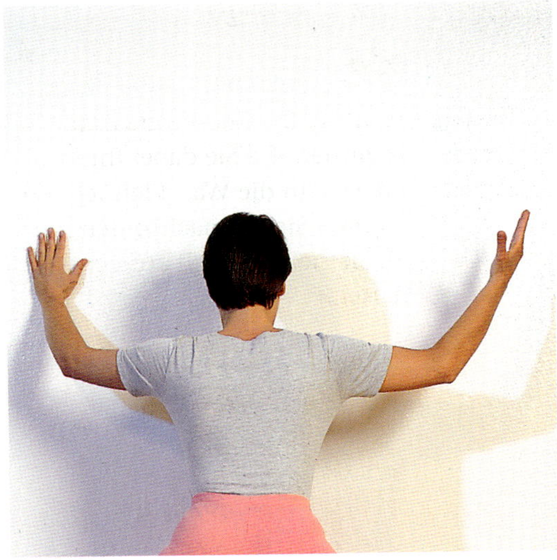

»Wandstemmen« (1)

»Wandstemmen« (2)

»Wandstemmen«

Sind Ihre Schultern oft nach vorne gezogen, und können Sie diese Fehlhaltung nur schwer korrigieren? Mit dem »Wandstemmen« kräftigen Sie Ihre Schulterblattmuskeln und wirken so einer Muskelverspannung im Nackenbereich entgegen.

▶ Stellen Sie den Stuhl ungefähr einen Schritt entfernt vor eine Wand, setzen Sie sich mit dem Gesicht zur Wand, Ihr Gesäß füllt die gesamte Sitzfläche aus. Stellen Sie Ihre Füße etwas mehr als hüftbreit auseinander fest auf den Boden. Beugen Sie die Arme, stützen Sie beide Hände in Kopfhöhe an der Wand ab, wobei die Finger zur Decke zeigen. Auf diese Weise befindet sich Ihr Oberkörper in Schräglage (1). Strecken Sie Ihre Wirbelsäule und ziehen Sie dabei gleichzeitig beide Schultern nach unten in Richtung Gesäß. Stemmen Sie die Handballen gegen die Wand. Nehmen Sie abwechselnd jeweils eine Hand von der Wand, den angehobenen Arm drehen Sie dabei nach außen, so daß die Handinnenfläche zum Kopf zeigt und der Ellenbogen gebeugt ist. Halten Sie den Kopf dabei so, daß Ihr Kinn zum Hals zeigt und der Blick schräg nach unten zur Wand gerichtet ist (2). Führen Sie diese Armbewegung wechselseitig je sechsmal aus.

Das Übungsprogramm

»Lokomotive«

Kräftigung von Bauch- und Rückenmuskeln

Diese Partnerübung dient der Kräftigung der Muskeln von Bauch und Rücken, stabilisiert die Wirbelsäule und beugt Fehlhaltungen vor. Für diese Übung brauchen Sie zwei Stäbe – zum Beispiel Besenstiele.

▶ Stellen Sie sich in Schrittstellung einander gegenüber, Ihre Füße stehen fest auf dem Boden. Nehmen Sie die Stabenden in beide Hände, so daß Sie rechts und links durch jeweils einen Stab miteinander verbunden sind. Beugen Sie leicht die Knie und halten Sie beide Stäbe mit leicht angewinkelten Armen seitlich neben dem Körper.
Strecken Sie die Wirbelsäule und ziehen Sie dabei Ihre Schultern nach unten in Richtung Gesäß. Drücken Sie beide jeweils ein Stabende dem anderen entgegen, als wollten Sie den Stab zusammendrücken, während Sie gleichzeitig den zweiten Stab »auseinanderziehen« (Foto). Halten Sie diese Spannung sieben Sekunden.
Versuchen Sie, ohne Spannungsverlust die Druck- und Zugrichtung der Stäbe zu wechseln und jeweils sieben Sekunden zu halten.

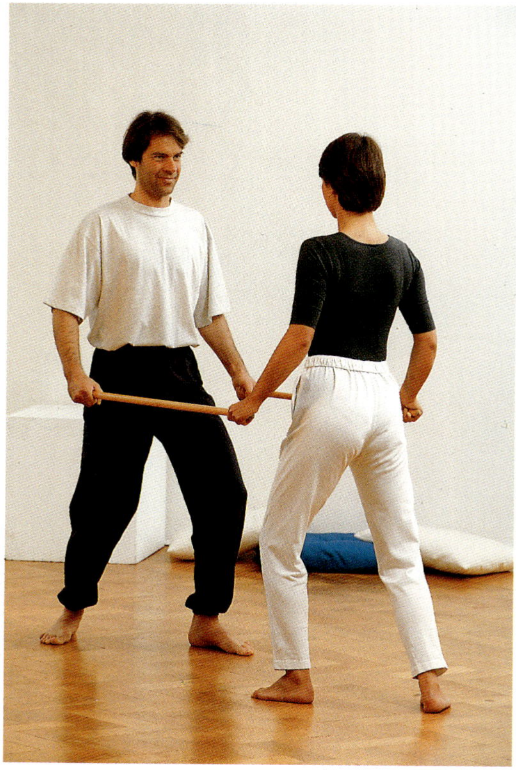

»Lokomotive«

Üben Sie den Spannungswechsel sechsmal hintereinander, lösen Sie dann langsam die Spannung.

Zur Kontrolle: Prüfen Sie, ob die Streckung der Wirbelsäule und die Muskelspannung während der Übung erhalten bleiben. Beobachten Sie die Position beider Stäbe. Sie sollen in Beckenhöhe bleiben und den Abstand zueinander beibehalten.

Kräftigungsübungen für Schultergürtel- und Rückenmuskeln – Stufe II

Haben Sie die Übungen der Stufe I über einen längeren Zeitraum hinweg regelmäßig und genau ausgeführt, können Sie mit den Übungen der Stufe II beginnen. Achten Sie bitte auch hier auf eine korrekte Ausgangsstellung und darauf, die Bewegungen so genau wie möglich auszuführen.

»Rutschhalte«

Sitzen Sie tagsüber viel und merken dabei, daß Sie immer wieder »in sich zusammensinken« – mit rundem Rücken und vorgeschobenen Schultern? Leiden Sie oft an Verspannungen im Nacken und dadurch verursachten Kopfschmerzen? Die »Rutschhalte« hilft Ihnen, die Brustwirbelsäule zu strecken, die Rückenmuskulatur zu kräftigen und entlastet so den Schulter- und Nackenbereich.

»Rutschhalte« (1)

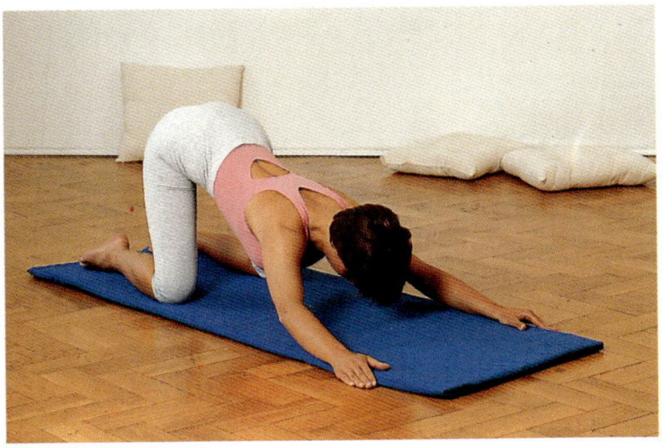

»Rutschhalte« (2)

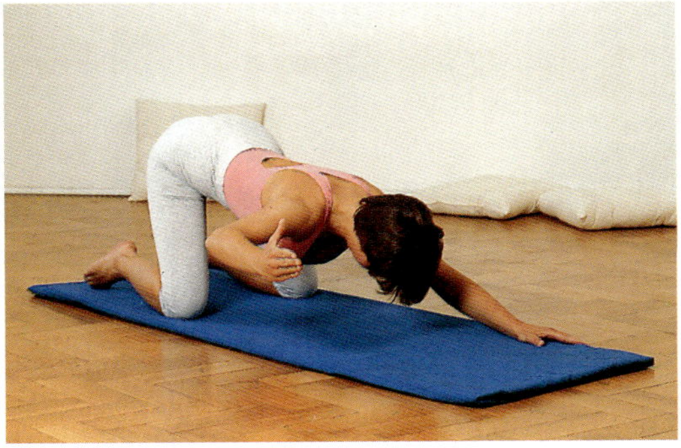

▶ Knien Sie sich auf den Boden. Spreizen Sie die Knie etwas mehr als hüftbreit auseinander und stellen Sie sie senkrecht unter Ihre Hüftgelenke.
Beugen Sie den Oberkörper nach vorn und legen Sie nacheinander die gestreckten Arme vor sich auf den Boden. Ihre gestreckte Wirbelsäule befindet sich auf diese Weise in Schräglage.
Ziehen Sie Ihr Kinn zum Hals heran und richten Sie Ihren Blick zu Boden. Strecken Sie Ihre Wirbelsäule und ziehen Sie die Schultern herunter in Richtung Gesäß (1).
Beugen Sie im Wechsel jeweils einen Arm und heben Sie ihn

soweit an, daß die Handinnenfläche zum Kopf zeigt. Achten Sie darauf, daß die jeweilige Schulter während der Bewegung heruntergezogen bleibt (Seite 65, 2). Legen Sie den Arm wieder auf den Boden zurück.
Heben Sie die Arme abwechselnd jeweils sechsmal an.

»Verlängerte Waage«

Für die richtige Beinhaltung

Wenn Sie die Kräftigungsübungen beherrschen, es Ihnen jedoch schwer fällt, im Alltag »Haltung zu bewahren«, dann ist diese Übung eine gute Vorbereitung dafür.
Sie trainiert sowohl die Stabilität der Wirbelsäule als auch die richtige Beinhaltung, die wiederum entscheidend ist für eine korrekte Haltung der Wirbelsäule.

»Verlängerte Waage«

▶ Stellen Sie sich aufrecht hin, Ihre Füße stehen hüftbreit auseinander fest auf dem Boden. Beginnen Sie, den ganzen Körper nach oben zu strecken. Drehen Sie das rechte Bein im Hüftgelenk etwas nach außen und stellen Sie den rechten Fuß nach vorn in Schrittstellung.
Übertragen Sie Ihr Gewicht auf das rechte Bein, indem Sie Ihren gestreckten Oberkörper nach vorne neigen, das Knie des rechten Beins beugen und gleichzeitig das linke Bein gestreckt anheben.
Führen Sie gleichzeitig mit der Bewegung des Oberkörpers die Arme in Verlängerung der Wirbelsäule nach vorne. Achten Sie bitte darauf, Ihre Schultern dabei zum Brustkorb herunterzuziehen (Foto).
Nehmen Sie diese Position langsam ein, halten Sie sie vier Sekunden lang und bewegen sich zur Ausgangsstellung zurück.
Wiederholen Sie die Bewegung mit dem linken Bein.
Machen Sie diese Übung wechselseitig noch viermal.

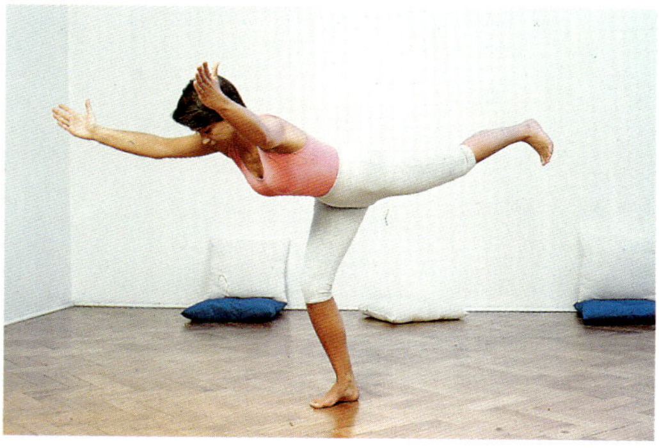

Zur Kontrolle: Prüfen Sie die Stellung Ihres Standbeins: Fuß-, Knie- und Hüftgelenk sollen senkrecht übereinander stehen.

Kräftigung von Schulter- und Rückenmuskeln – II

»Tablett«

Auf Seite 35 haben Sie gesehen, daß es zwei Möglichkeiten zum richtigen Heben von Gegenständen gibt. Bei einer Variante sind die Beine gebeugt, während der Oberkörper waagerecht nach vorne gehalten wird.

Zur Kräftigung der Rückenmuskeln

Für diese Art des Hebens brauchen Sie kräftige Rückenmuskeln, um die Wirbelsäule in der Waagerechten stabilisieren zu können. Mit der Übung »Tablett« können Sie die richtige Haltung beim Heben gut vorbereiten, weil sie die dafür nötigen Muskeln trainiert.

▶ Stellen Sie sich eine Fußlänge entfernt mit dem Rücken zu einer Wand, Ihre Füße stehen hüftbreit auseinander fest auf dem Boden. Drehen Sie die Beine etwas nach außen und beugen Sie sie in den Knien, so daß Ihr Gesäß die Wand berührt. Drehen Sie die Arme so nach außen, daß die Handrücken an der Wand liegen und sich parallel neben Ihrem Körper befinden (1).
Spannen Sie den Körper an, indem Sie Ihre Schultern in Richtung Gesäß herunterziehen und Ihre Wirbelsäule strecken. Beugen Sie sich so weit nach vorn, daß die gestreckte Wirbelsäule waagerecht ist.
Halten Sie diese Spannung und bewegen Sie gleichzeitig beide Arme langsam seitlich nach

»Tablett« (1)

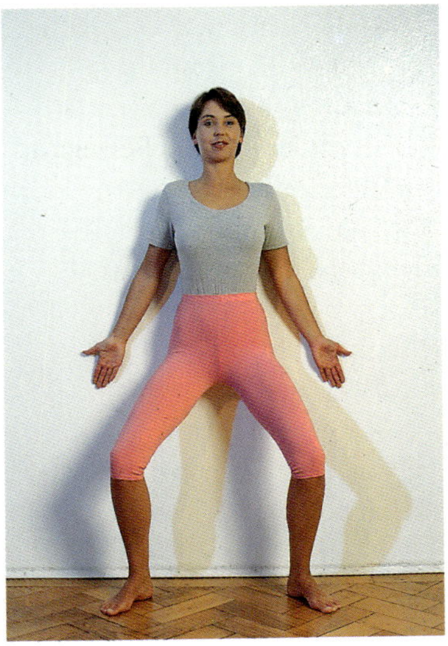

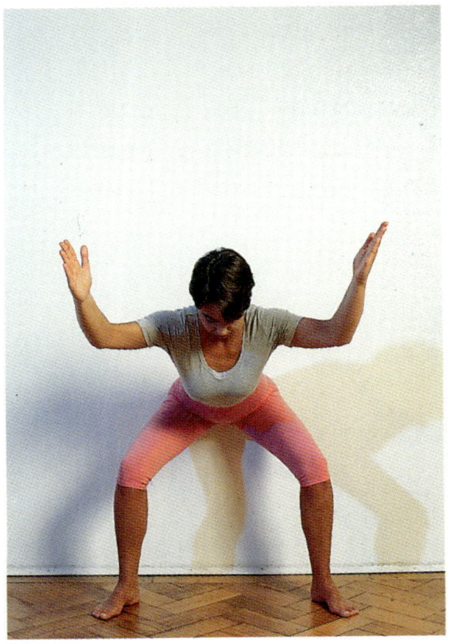

»Tablett« (2)

vorne und wieder zurück Seite 67, 2). Achten Sie bitte darauf, daß Sie dabei die Ausgangsstellung und die Körperspannung beibehalten. Wiederholen Sie die Armbewegung siebenmal.

Kräftigungsübungen für die Bauchmuskeln – Stufe I

Bauchmuskeln stützen den Brustkorb

Aufrichtung und Stabilisierung der Wirbelsäule sind nur möglich, wenn Rücken- und Bauchmuskeln zusammenarbeiten. Die Bauchmuskeln stabilisieren die Vorderseite der Wirbelsäule und stützen den Brustkorb wie eine Säule von unten ab. Deshalb ist es wichtig, eine geschwächte oder gedehnte Bauchmuskulatur, wie sie etwa durch ein Hohlkreuz entsteht, zu stärken.

Bitte beachten Sie

Vor allem die Kräftigungsübungen für die Bauchmuskeln verleiten dazu, die Luft anzuhalten, sie in den Bauch zu pressen. Achten Sie deshalb bitte gerade bei diesen Übungen darauf, ruhig, gleichmäßig und tief zu atmen.

»Polka«

Zur Kräftigung der Bauchmuskeln

Beim Übereinanderschlagen der Beine im Sitzen werden die Bauchmuskeln sehr stark verkürzt. Dadurch ist eine Muskelanspannung kaum noch möglich und die Muskeln verlieren zunehmend an Kraft. Mit dieser Übung können Sie einer Bauchmuskelschwäche entgegenwirken.

► Setzen Sie sich auf die vordere Sitzfläche eines Stuhls. Stellen Sie Ihre Füße hüftbreit auseinander fest auf den Boden. Drehen Sie Ihre neben dem Körper hängenden Arme nach außen, so daß die Handinnenflächen nach vorne zeigen. Strecken Sie Ihre Wirbelsäule,

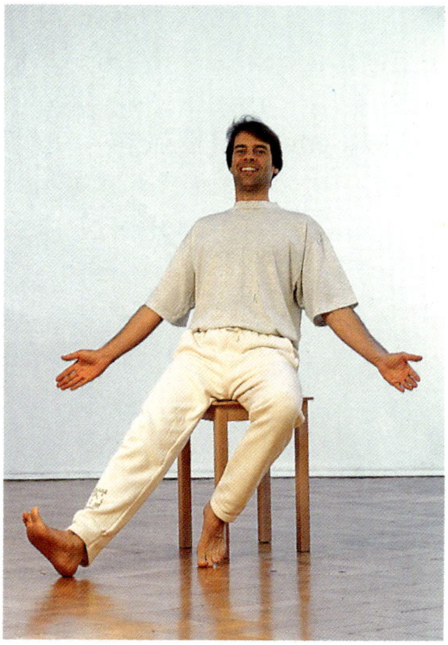

»Polka« (1)

Kräftigung der Bauchmuskeln – Stufe I

»Polka« (2)

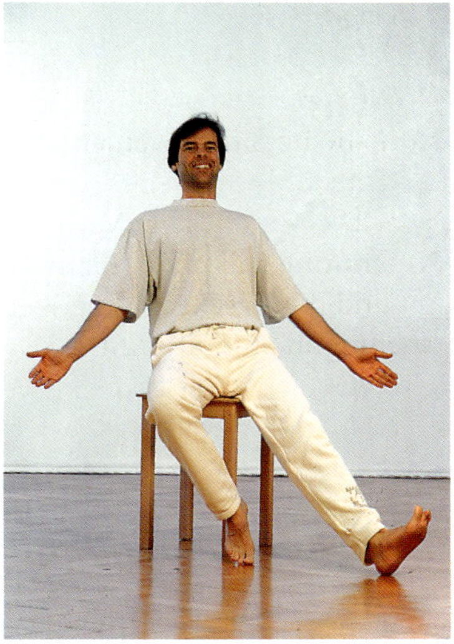

neigen Sie sich so gestreckt nach hinten. Heben Sie beide Beine etwas an und halten Sie sie in dieser Position.
Machen Sie es wie bei der Polka beim »Hacke-Spitze«-Tanzen: Bewegen Sie das eine Bein gestreckt zur Seite und tippen Sie mit der Ferse auf den Boden (Seite 68, 1). Ziehen Sie gleichzeitig das andere Bein zu sich heran und berühren Sie mit dem Fußballen den Boden. Üben Sie diese Bewegung je sechsmal zu beiden Seiten, wechseln Sie dabei mit den Beinen ab (2). Fällt Ihnen die Bewegung schwer, weil Ihre Bauchmuskeln noch schwach sind, beginnen Sie mit weniger Wiederholungen und steigern mit wachsender Übung.

Zur Kontrolle: Achten Sie darauf, daß Sie während des »Tanzens« die Wirbelsäule gestreckt halten und daß die Körperspannung nicht nachläßt.

»Hampelmann«

Zur Koordinierung der Muskeln

Wenn es Ihnen schwerfällt, Ihre Wirbelsäule richtig zu halten, während Sie Arme und Beine bewegen, dann üben Sie den »Hampelmann«. Diese Übung ist ein gutes Training für die Koordinierung der Muskeln.

▶ Setzen Sie sich auf die vordere Sitzfläche eines Stuhls. Stellen Sie Ihre Füße hüftbreit auseinander fest auf den Boden. Drehen Sie Ihre neben dem Körper hängenden Arme nach außen, so daß die Handinnenflächen nach vorne zeigen. Strecken Sie Ihre Wirbelsäule, neigen Sie sich so gestreckt nach hinten. Heben Sie beide Beine nacheinander etwas an und halten Sie sie im Knie leicht angewinkelt vor dem Körper (Foto Seite 70).
Spreizen Sie beide Beine und tippen Sie mit Ihren Fersen kurz auf den Boden. Heben Sie gleichzeitig Ihre Arme gestreckt nach oben. Achten Sie bitte darauf, daß dabei die Schultern heruntergezogen bleiben und daß Sie Arme und Beine

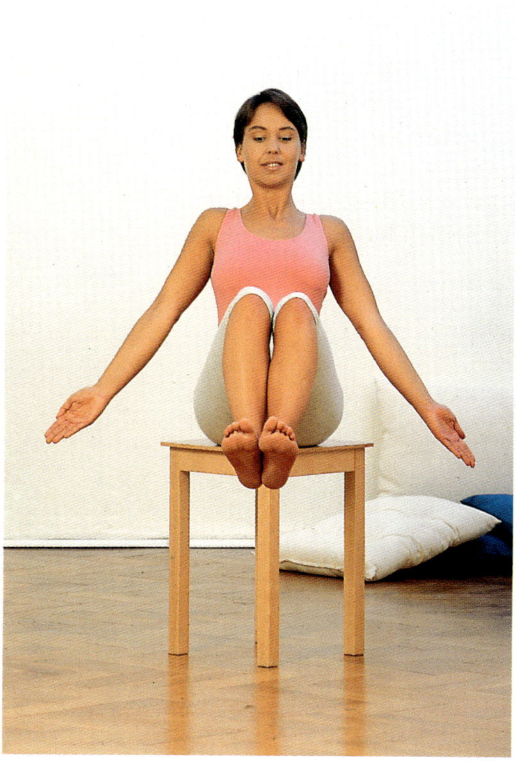

Arme angehoben halten, sollen die Handinnenflächen zueinander zeigen.

»Pendel«

Zur Kräftigung von Bauch- und Rückenmuskeln

Wenn Sie sich wenig oder einseitig bewegen, wird auch die Muskulatur ungleichmäßig belastet und damit geschwächt. Zur Stabilisierung der Wirbelsäule müssen jedoch Bauch- und Rückenmuskeln zusammenarbeiten. Mit der »Pendel«-Übung können Sie diese Muskeln gleichermaßen trainieren und stärken.

▶ Setzen Sie sich auf die vordere Sitzfläche eines Stuhls. Stellen Sie Ihre Füße hüftbreit auseinander fest auf den Boden.

»Pendel« (1)

»Hampelmann«

während der Bewegung leicht nach außen drehen. Gehen Sie wieder in die Ausgangsstellung zurück, ohne das Gewicht der Beine abzulegen. Wiederholen Sie die Übung sechsmal, wobei die Bewegungen fließend ineinander übergehen.

Zur Kontrolle: Prüfen Sie, ob bei der Beinstellung Ihre Füße und Knie etwas nach außen gerichtet sind. Wenn Sie die

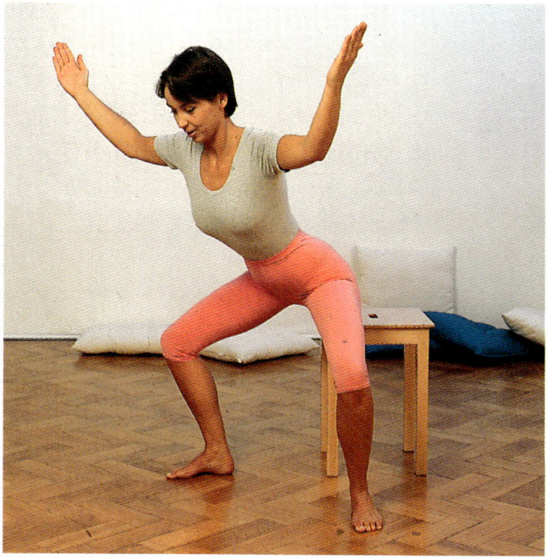

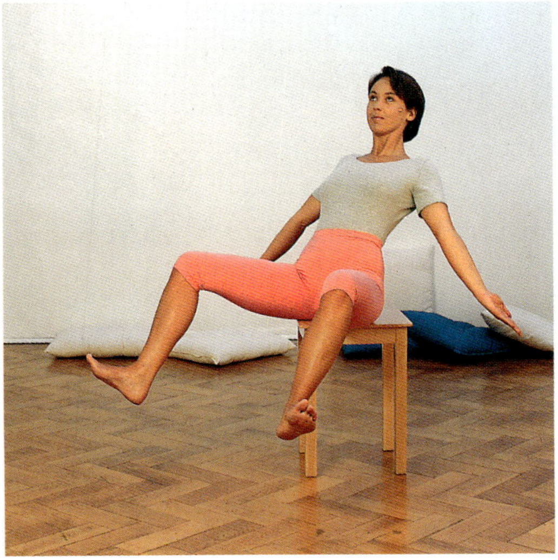

»Pendel« (2)

Drehen Sie Ihre neben dem Körper hängenden Arme nach außen, so daß die Handinnenflächen nach vorne zeigen. Strecken Sie Ihre Wirbelsäule und neigen Sie sie so weit nach vorne, daß sich das Gesäß von der Stuhlfläche abhebt und Ihr Gewicht über den Füßen ist. Heben Sie gleichzeitig Ihre Arme gestreckt schräg nach vorne oben an (Seite 70, 1). Setzen Sie sich zurück auf die vordere Sitzfläche, ohne daß Sie an Spannung verlieren. Neigen Sie die gestreckte Wirbelsäule über die Senkrechte hinaus nach hinten. Heben Sie gleichzeitig beide Beine leicht gebeugt vor dem Körper an. Führen Sie die Arme gestreckt wieder nach unten, rechts und links neben den Körper (2).
Vorneigen des Körpers, Aufstehen, Hinsetzen und Zurückneigen ist eine zusammengehörende Bewegungseinheit. Führen Sie diese Übung viermal nacheinander aus.

Zur Kontrolle: Achten Sie bitte darauf, daß Sie während der Bewegung die Wirbelsäule gestreckt halten und daß die Körperspannung nicht nachläßt.

Kräftigungsübungen für die Bauchmuskeln – Stufe II

Während die Übungen der Stufe I leicht zu erlernen sind, gestalten sich die Übungen der Stufe II etwas schwieriger. Gehen Sie deshalb erst dann zu den folgenden Übungen über, wenn Sie die leichteren Übungen sicher beherrschen.

»Langlauf«

Zur Kräftigung der Bauchmuskeln

Wenn Sie tagsüber überwiegend stehen oder wenn Sie häufig schwer tragen – etwa ein Kleinkind –, dann sollten Sie Ihre Bauchmuskulatur intensiv kräf-

Das Übungsprogramm

tigen. Durch »Gegenhalt« der Muskeln an der Vorderseite Ihrer Wirbelsäule, die mit dem »Langlauf« trainiert werden, können Sie sowohl dem Gewicht Ihres Brustkorbs als auch dem Gewicht schwerer Lasten entgegenwirken. Gleichzeitig stärken Sie die Rückenmuskeln und stabilisieren so Ihre Wirbelsäule.

»Langlauf« (1)

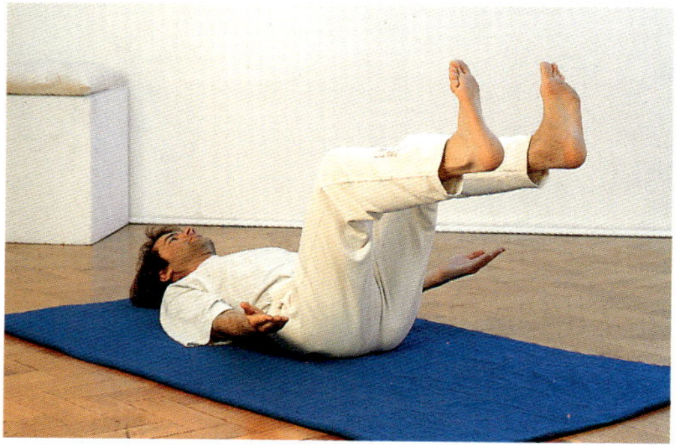

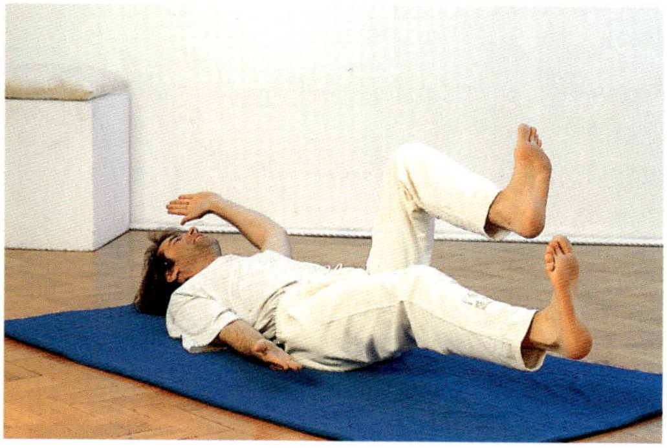

»Langlauf« (2)

Legen Sie sich mit dem Rücken auf eine harte Unterlage auf dem Boden. Heben Sie nacheinander Ihre gebeugten Beine an, so daß Ihre Knie senkrecht über den Hüften sind und Unter- und Oberschenkel in rechtem Winkel zueinander stehen.
Drehen Sie Ihre neben dem Körper liegenden Arme nach außen, so daß die Handrücken auf der Unterlage liegen. Heben Sie die gestreckten Arme etwas an und halten Sie sie neben dem Körper (1). Strecken Sie Ihre Wirbelsäule und ziehen Sie beide Schultern herunter in Richtung Gesäß.
Ziehen Sie das Kinn zum Hals und heben Sie Ihren Kopf etwas an. Während Sie die Körperspannung halten, strecken Sie den linken Arm und das rechte Bein aus, ohne daß sie den Boden berühren (2).
Gehen Sie zurück in die Ausgangsstellung und wechseln Sie die Körperseiten, halten dabei aber die Körperspannung. Wiederholen Sie diesen Bewegungsablauf viermal. Wenn Sie die Übung sicher beherrschen, können Sie auf sechs Wiederholungen erweitern.

»Sitzender Frosch«

Zur Kräftigung der Bauchmuskeln

Bei dieser Übung werden die Bauchmuskeln intensiv beansprucht; beginnen Sie mit ihr deshalb erst dann, wenn Sie die anderen Übungen gut und sicher beherrschen.

Kräftigung der Bauchmuskeln – Stufe II

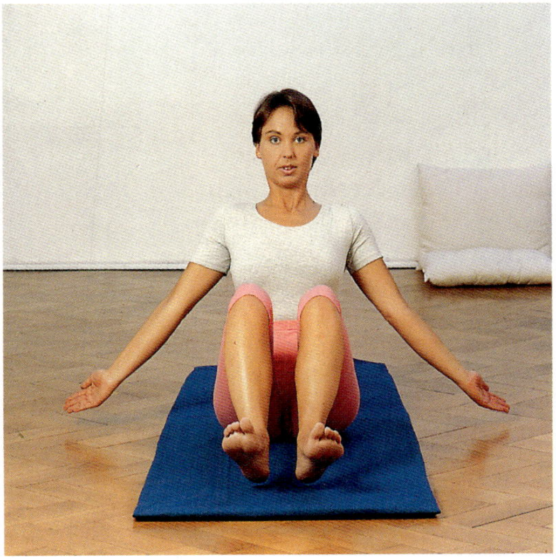

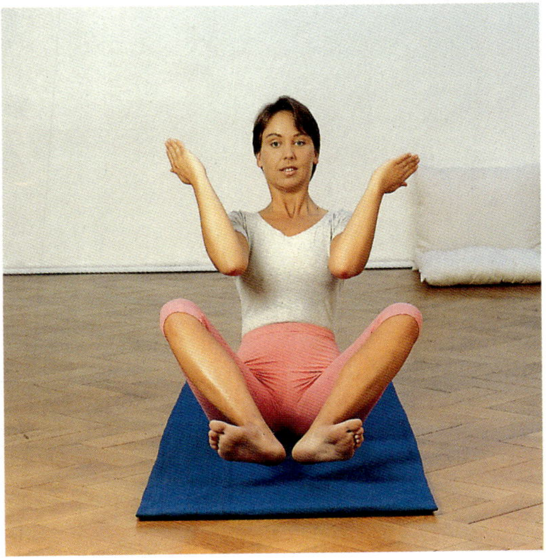

»Sitzender Frosch« oben (1), unten (2)

▶ Setzen Sie sich auf den Boden, strecken Sie Ihre Wirbelsäule und neigen Sie sich so gestreckt nach hinten. Drehen Sie Ihre neben dem Körper hängenden Arme nach außen, so daß die Handinnenflächen nach vorne zeigen. Heben Sie nacheinander Ihre leicht gebeugten Beine an und halten sie in der Luft (1).

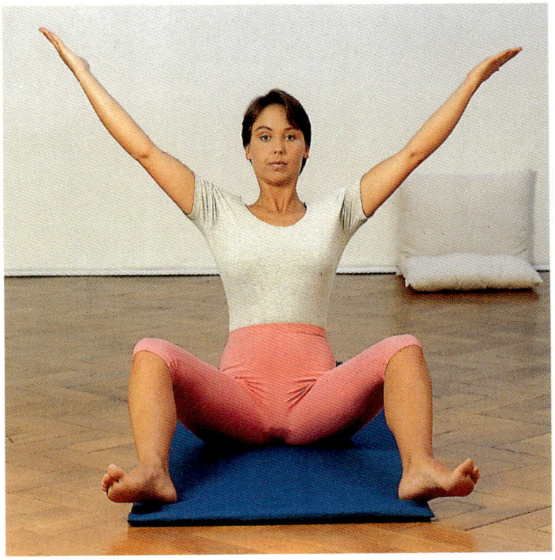

»Sitzender Frosch« (3)

Halten Sie diese Spannung und ziehen Sie die gebeugten Beine zur Körpermitte heran, wobei sich die Fersen berühren und die Knie nach außen gerichtet sind. Führen Sie gleichzeitig beide Ellenbogen zur Körpermitte. Achten Sie darauf, daß die Wirbelsäule dabei gestreckt bleibt (2).
Spreizen Sie Arme und Beine, indem Sie die Beine nach vorne bewegen (die Beine sind dabei nicht vollständig gestreckt, sondern bleiben in leichter

Beugehaltung) und dabei kurz mit den Fersen den Boden berühren, während Sie die Arme gestreckt nach oben führen (Seite 73, 3). Wiederholen Sie beide Bewegungen in zügigem Wechsel fünfmal.

»Unterarmstütz«

»Unterarmstütz«

Nehmen Sie in Ihrem Beruf eine ähnliche Position ein wie die Friseuse oder der Tapezierer? Bei diesen und ähnlichen Tätigkeiten im Stehen wirkt die dabei erforderliche Armhaltung

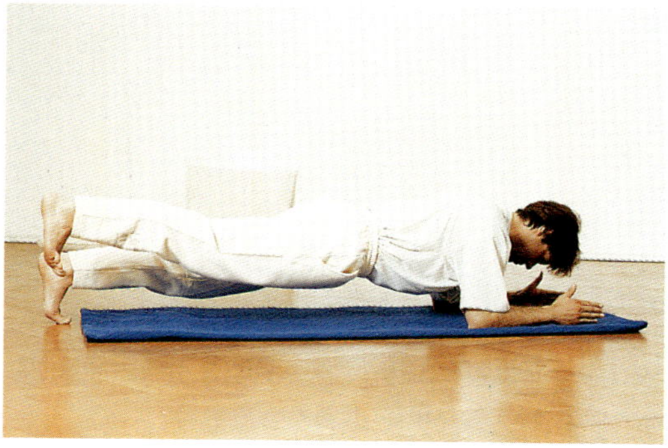

Zur Kräftigung der Rumpfmuskeln

wie ein verlängerter Hebel; das Körpergewicht lastet vor allem auf der Körpervorderseite. Einer solchen Belastung können Sie durch Kräftigung Ihrer Rumpfmuskeln entgegenwirken: Bei dieser Übung trainieren Sie gleichzeitig Schultergürtel-, Rücken- und Bauchmuskeln.

▶ Legen Sie sich bäuchlings auf eine Unterlage auf dem Boden. Stellen Sie die Ellenbogen auf den Boden direkt unter die Schultergelenke, so daß die Unterarme vor Ihnen liegen. Die Hände liegen mit der Kleinfingerseite auf, die Handinnenflächen zeigen zueinander.
Winkeln Sie die Füße an, so daß die Zehen auf dem Boden stehen, und heben Sie das Becken an.
Ziehen Sie die Schultern herunter, strecken Sie die Wirbelsäule und spannen Sie Bauch- und Rückenmuskeln an, um der Wirbelsäule Halt zu geben. Der ganze Körper soll sich in einer Linie befinden, ohne daß Ihr Becken dabei »durchhängt«. Halten Sie diese Spannung und heben Sie wechselseitig zehnmal jeweils ein Bein in gestreckter Haltung etwas an (Foto).

Dehnübungen für die Muskeln

Durch einseitige Körperhaltungen werden auch die Gelenke von Armen und Beinen einseitig beansprucht. Das führt dazu, daß die Muskeln um die Gelenke verkürzt werden und Druck auf die Gelenkknorpel

ausüben; der Gelenkkorpel wird abgebaut, was die Funktion der Gelenke beeinträchtigt.
Die Arm- und Beingelenke beeinflussen direkt auch die Haltung der Wirbelsäule. Sind die Muskeln um die Gelenke verkürzt und die Gelenke in ihrer Funktion eingeschränkt, wirkt sich dies negativ auf Haltung und Stabilität der Wirbelsäule aus.
Mit den folgenden Dehnübungen können Sie einseitigen Belastungen entgegenwirken. Vermeiden Sie bitte unbedingt das »Nachwippen«.

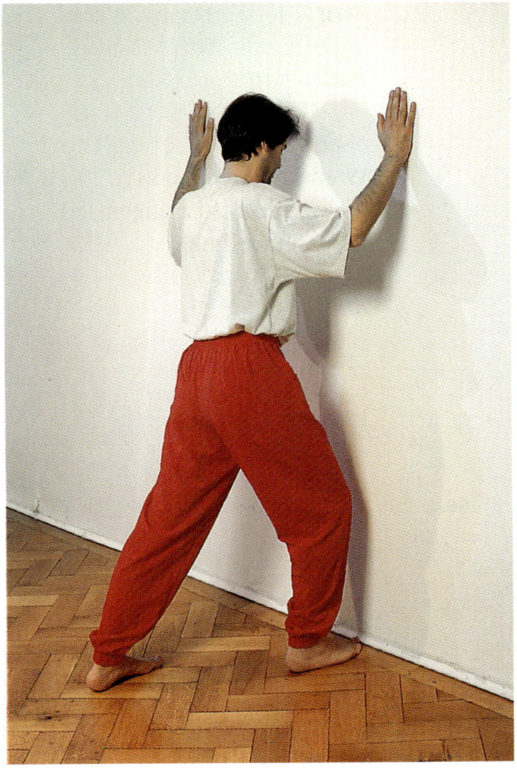

»Wadendehnung«

Zur Dehnung der Wadenmuskeln

Wenn Sie häufig Schuhe mit höheren Absätzen tragen, werden Ihre Wadenmuskeln verkürzt. Das können Sie besonders deutlich spüren, wenn Sie bei anschließendem Barfußgehen das Gefühl haben, nach hinten zu fallen. Mit dieser Übung können Sie die Wadenmuskeln dehnen und stärken.

»Wadendehnung«

▶ Stellen Sie sich frontal vor eine Wand und stützen Sie sich mit beiden Händen in Schulterhöhe dagegen.
Gehen Sie in Schrittstellung, verlagern Sie Ihr Gewicht auf das rechte gebeugte Bein, während Sie das linke Bein gestreckt nach hinten führen. Setzen Sie den Fußballen des linken Beins auf dem Boden auf und lassen Sie die Fußsohle langsam zur Ferse hin abrollen. Achten Sie bitte darauf, daß Ihr Körpergewicht auf dem rechten Bein liegt und daß Ihr linkes Bein gestreckt bleibt. Beide Füße sollen dabei gerade nach vorne zur Wand gerichtet sein (Foto). Halten Sie die Dehnung zehn Sekunden

Das Übungsprogramm

lang und wechseln Sie dann. Machen Sie diese Dehnübung wechselseitig jeweils sechsmal.

Zur Kontrolle: Während der Dehnung sollten Sie in Ihrer Wade ein Ziehen verspüren. Wenn nicht, prüfen Sie, ob das hintere Bein unbelastet, und ob der Abstand der Beine in Schrittstellung groß genug ist.

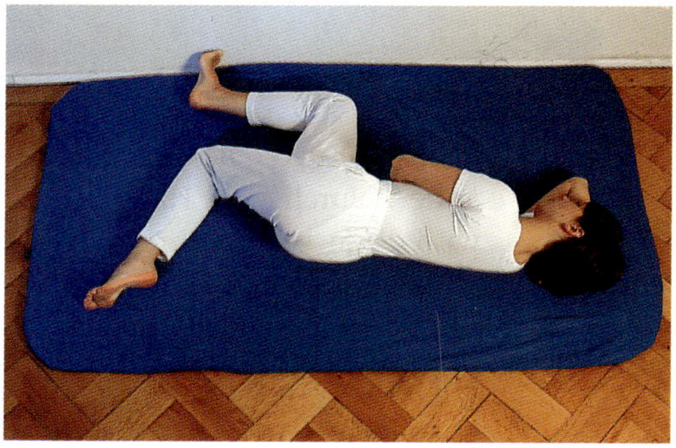

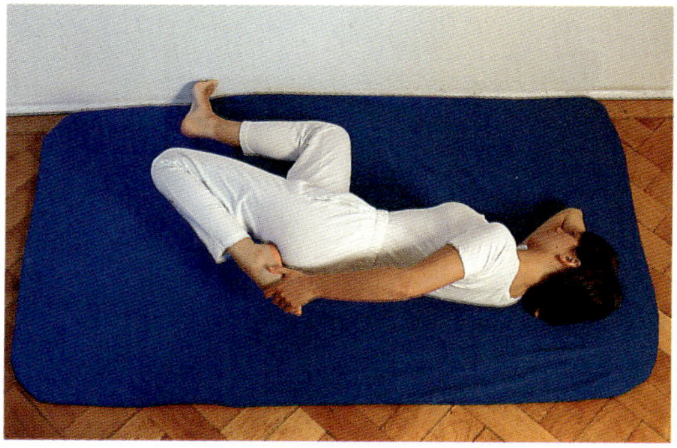

»Oberschenkeldehnung«

Zur Dehnung der Oberschenkelmuskeln

Wenn Sie viel sitzen, werden Ihre Hüftgelenke ständig in gebeugter Stellung gehalten. Dehnen Sie Ihre Muskulatur, um dieser einseitigen Stellung entgegenzuwirken und Muskelverkürzungen zu vermeiden.

▶ Legen Sie sich etwa einen Meter von einer Wand entfernt auf die rechte Seite auf eine Unterlage auf dem Boden, das Gesicht zeigt zur Wand. Beugen Sie Ihr rechtes Bein vor dem Körper und stellen Sie den rechten Fuß an die Wand (1). Nehmen Sie den linken Fuß in die Hand und führen Sie das linke Bein nach hinten, so daß es in der Hüfte gestreckt und im Kniegelenk gebeugt wird (2). Halten Sie diese Dehnung zehn Sekunden lang, dann legen Sie das linke Bein zur Entspannung kurz auf dem rechten Bein ab.

»Oberschenkeldehnung« oben (1), unten (2)

Achten Sie bitte während der Dehnung auf die Beinhaltung – der Oberschenkel muß sich in Verlängerung der Hüfte befinden. Er darf nicht zum Boden gerichtet oder zu weit abgespreizt sein.
Wiederholen Sie diese Übung dreimal. Dann wechseln Sie die Seite und dehnen Sie das rechte Bein.

Zur Kontrolle: Wenn Sie die Übung richtig machen, spüren Sie ein Ziehen im Oberschenkel.

»Bauchmuskeldehnung«

Sitzen Sie viel und schlagen dabei häufig die Beine übereinander? Durch diese Haltung wird die Streckung Ihrer Wirbelsäule behindert, und es entsteht ein Ungleichgewicht der Muskeln: Die Bauchmuskeln werden verkürzt, die Rückenmuskeln gedehnt. Mit dieser Dehnübung können Sie einer Verkürzung der Bauchmuskeln entgegenwirken.

»Bauchmuskeldehnung«

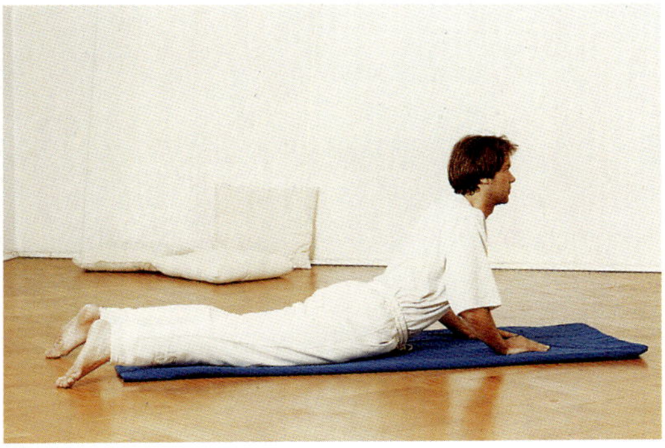

▶ Legen Sie sich bäuchlings auf eine Unterlage auf dem Boden. Halten Sie Ihre Beine gestreckt, stützen Sie beide Hände in Schulterhöhe auf dem Boden ab. Strecken Sie Ihre Arme, so daß sich Ihr Oberkörper vom Boden abhebt, während Becken und Beine auf der Unterlage liegenbleiben (Foto). Halten Sie diese Dehnung zehn Sekunden lang, dann lassen Sie den Oberkörper langsam auf die Unterlage zurücksinken.
Wiederholen Sie die Übung dreimal.

Zur Dehnung der Bauchmuskeln

Zur Kontrolle: Wenn Sie die Übung richtig machen, spüren Sie ein Ziehen in Längsrichtung Ihrer Bauchdecke.

»Brustmuskeldehnung«

Haben Sie ein Kleinkind, das Sie häufig auf dem Arm tragen? Verschränken Sie oft die Arme vor dem Körper? Die Haltung der Arme belastet die Wirbelsäule; durch das zusätzliche Gewicht an ihrer Vorderseite wird sie in Höhe der Brust gerundet und die Brustmuskulatur wird verkürzt. Mit der regelmäßigen Brustmuskeldehnung können Sie einen wohltuenden Ausgleich schaffen.

Zur Dehnung der Brustmuskeln

▶ Stellen Sie sich in einen Türrahmen, Ihre Füße stehen etwas mehr als hüftbreit auseinander fest auf dem Boden. Heben Sie einen Arm angewinkelt seitlich bis in Schulterhöhe an und legen Sie den Unterarm senkrecht gegen die Vorderseite des Türrahmens, die Hand zeigt nach oben. Drehen Sie den anderen Arm gestreckt nach außen, so daß die Handinnenfläche nach vorn

Das Übungsprogramm

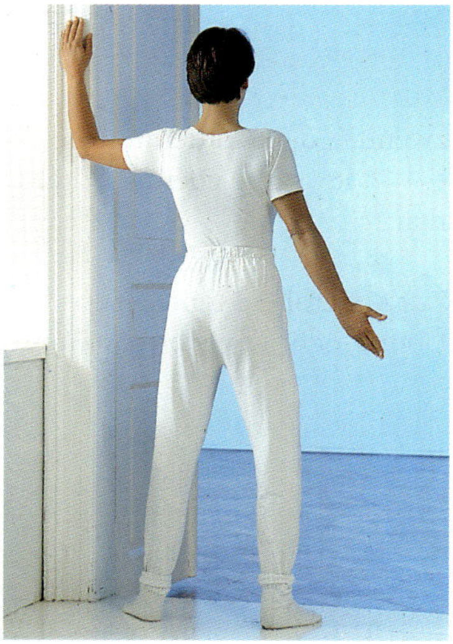

»Brust-muskel-dehnung« (1)

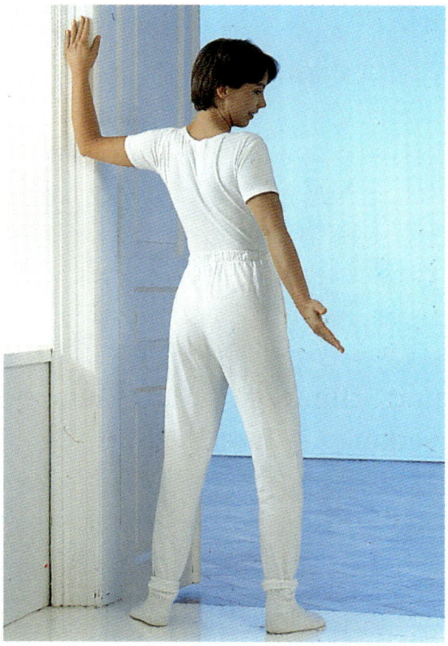

»Brust-muskel-dehnung« (2)

zeigt (1). Strecken Sie die Wirbelsäule, drehen Sie Oberkörper und Kopf zum gegenüberliegenden Türrahmen, während der Unterarm weiter am Türrahmen aufliegt (2). Halten Sie diese Dehnung zehn Sekunden lang, bewegen Sie den Oberkörper wieder zur Mitte zurück. Wiederholen Sie diese Bewegung dreimal, wechseln Sie den Arm und beginnen Sie von neuem.

Zur Kontrolle: Wenn Sie die Übung richtig machen, spüren Sie ein Ziehen an der vorderen Achsel der gedehnten Seite.

»Nackenseitdehnung«

Zur Dehnung der Nacken-muskeln

Müssen Sie in Ihrem Beruf die Arme in vorgeneigter Haltung über längere Zeit hinweg frei halten, wie beispielsweise ein Zahnarzt? Tragen Sie gerne Schultertaschen und spüren danach oft Verspannungen im Nacken? Dann kann Ihnen diese Übung, mit der die Nackenmuskeln gedehnt werden, nachhaltig Erleichterung bringen.

▶ Setzen Sie sich auf einen Stuhl. Stellen Sie Ihre Füße etwas mehr als hüftbreit auseinander fest auf den Boden. Strecken Sie die Wirbelsäule und ziehen Sie beide Schultern in Richtung Gesäß herunter. Strecken Sie einen Arm nach oben und führen Sie ihn über den Kopf, so daß die Handfläche an der gegenüberliegenden Schläfe liegt, drücken Sie den Kopf leicht gegen die Handfläche. Halten Sie diese Spannung vier Sekunden lang, dann neigen Sie den Kopf zur anderen Seite von der Hand weg.

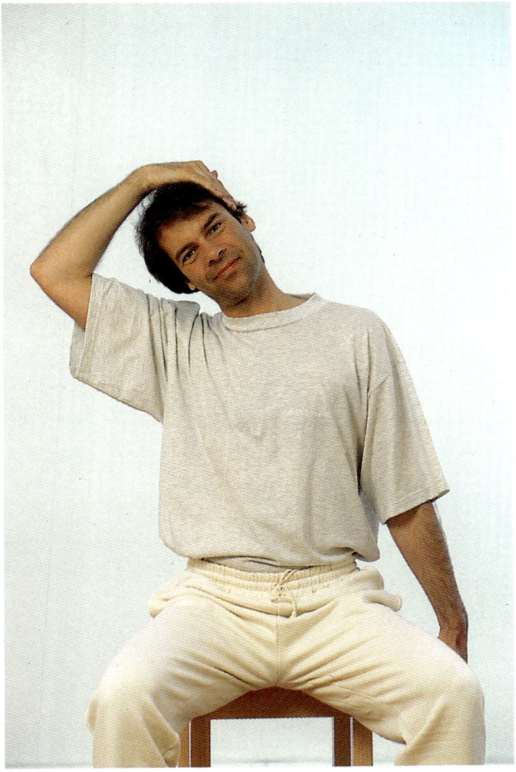

»Nackenseitdehnung«

Führen Sie gleichzeitig mit der Kopfbewegung den anderen Arm gestreckt nach unten, so daß sich Kopf und Schulter voneinander entfernen (Foto). Halten Sie diese Dehnung zehn Sekunden lang und bewegen Sie dann den Kopf zur Mitte zurück. Wiederholen Sie diese Dehnung zweimal, danach dehnen Sie die andere Seite ebenfalls dreimal.

Zur Kontrolle: Wenn Sie die Übung richtig machen, spüren Sie ein Ziehen in der gedehnten Körperseite zwischen der Außenseite des Kopfs und der Schulter.

»Kapuzenmuskeldehnung«

Zur Dehnung der Nackenmuskeln

Müssen Sie häufig eine Haltung einnehmen, bei der Sie den Kopf in den Nacken legen, um nach oben sehen zu können, während Sie die Arme zum Arbeiten anheben – wie der Tapezierer oder der Kfz-Mechaniker es tun? Dann bewirkt dies neben der starken Belastung von Nacken und Schultergürtel auch eine Verkürzung Ihrer Nackenmuskeln, was Ursache für häufige Kopfschmerzen sein kann.

▶ Setzen Sie sich auf einen Stuhl. Stellen Sie Ihre Füße hüftbreit auseinander fest auf den Boden. Legen Sie die gefalteten Hände an den Hinterkopf und drücken Sie die Ellenbogen nach hinten.

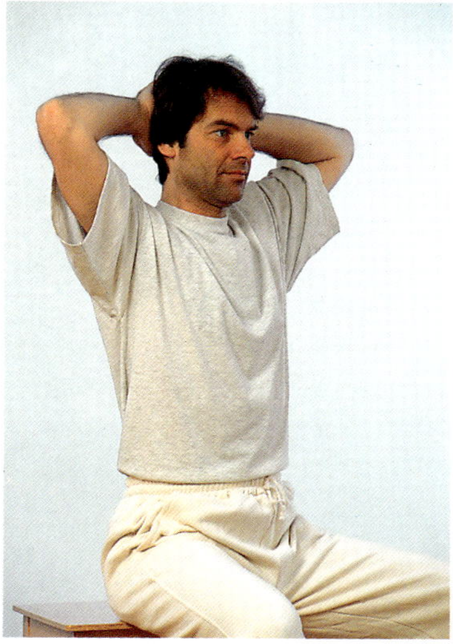

»Kapuzenmuskeldehnung« (1)

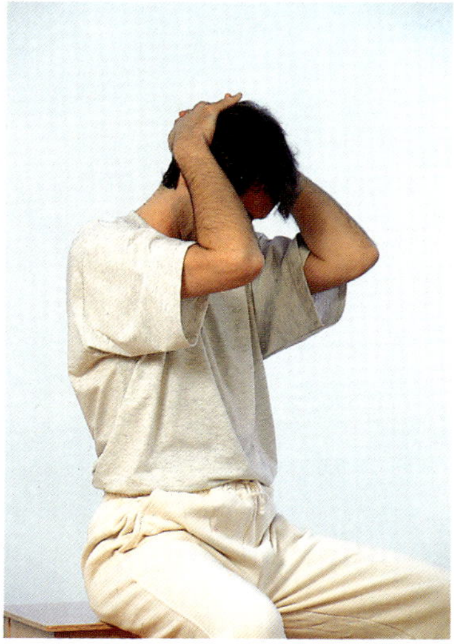

»Kapuzenmuskeldehnung« (2)

Strecken Sie die Wirbelsäule und ziehen Sie beide Schultern in Richtung Gesäß herunter. Drücken Sie den Hinterkopf leicht nach hinten gegen die Hände (1), halten Sie diese Spannung vier Sekunden lang. Dann neigen Sie den Kopf nach vorne, indem Sie Ihr Kinn in Richtung Brustbein bewegen, die Hände bleiben dabei weiter am Hinterkopf. Ziehen Sie gleichzeitig mit der Kopfbewegung Ihre Schulterblätter noch weiter nach unten (2). Achten Sie darauf, daß die Wirbelsäule dabei gestreckt bleibt. Halten Sie diese Dehnung zehn Sekunden lang, dann heben Sie den Kopf langsam wieder an. Wiederholen Sie diese Dehnung dreimal.

Zur Kontrolle: Wenn Sie die Übung richtig machen, spüren Sie ein Ziehen, ausgehend vom Hinterkopf, über den Nacken und über beide Schulterblätter hinweg.

Entspannungsübungen

Zwischen Körper und Seele besteht eine enge Wechselwirkung (Seite 14). Äußere Einflüsse wie Unruhe und Streß, aber auch seelische Belastungen wie Kummer, Angst oder Ärger lösen häufig Körperreaktionen aus, die sich in Rückenbeschwerden ausdrücken. Mit Hilfe von Entspannungsübungen können Sie lernen, körperliche und seelische Belastungen besser zu bewältigen.

Die folgenden Entspannungsübungen sollten Sie möglichst täglich über einen längeren Zeitraum hinweg machen, um dauerhaft Erfolg zu haben. Am besten, Sie schließen die Übungen der Rückenschule immer mit einer Entspannungsübung ab.

- Für Ihre Entspannungsübung brauchen Sie einen ruhigen und warmen Raum, in dem Sie ungestört sind.
- Wichtig ist bequeme Kleidung, in der Sie sich wohlfühlen.
- Wann Sie üben, bleibt Ihnen überlassen. Am besten, Sie machen die Übung immer zur gleichen Zeit, dann wird sie bald zum festen Bestandteil Ihres Tagesablaufs gehören.

Am besten täglich!

- Auf Seite 41 finden Sie noch eine »kleine« Entspannungsübung für zwischendurch, um in der täglichen Hektik schnell wieder »zu sich« zu kommen und die Dinge mit (mehr) Ruhe und Gelassenheit anzugehen.

»Entspannung nach Hedi Haase«

Für diese Entspannungsmethode brauchen Sie einen Partner. Arme, Beine und verschiedene Körperabschnitte des entspannt auf einer Unterlage ruhenden Partners werden langsam angehoben, bewegt und wieder abgelegt, ohne daß dieser dabei hilft, er »läßt« sich vielmehr vertrauensvoll bewegen. Durch das Abgeben des Körpergewichts an den Behandler wird das Lösen eigener Muskelspannungen bewußt.

Bitte beachten Sie

Die Bewegungen müssen äußerst langsam und mit großer Aufmerksamkeit durchgeführt werden. Bitte unterhalten Sie sich während der Übung möglichst nicht, damit sich der Behandler völlig auf die Bewegungen konzentrieren und der Behandelte die Muskelentspannung wahrnehmen kann.

Langsam ausführen

- Bei dieser Übung kommt es nicht auf »ausladende« Bewegungen an, sondern vielmehr auf das mehrmalige langsame geringfügige Anheben und Ablegen der verschiedenen Körperbereiche, um vertiefte Entspannung zu erreichen.
- Der Behandelte muß nach jedem Ablegen genügend Zeit zum Nachspüren haben, bevor der nächste Übungsabschnitt folgt.

Das Übungsprogramm

Die folgenden Anleitungen richten sich an den Behandler, den aktiven der beiden Partner.

Ihr Partner legt sich entspannt und bequem auf den Rücken auf eine feste Unterlage auf dem Boden. Er bestimmt, mit welcher Körperseite begonnen wird.

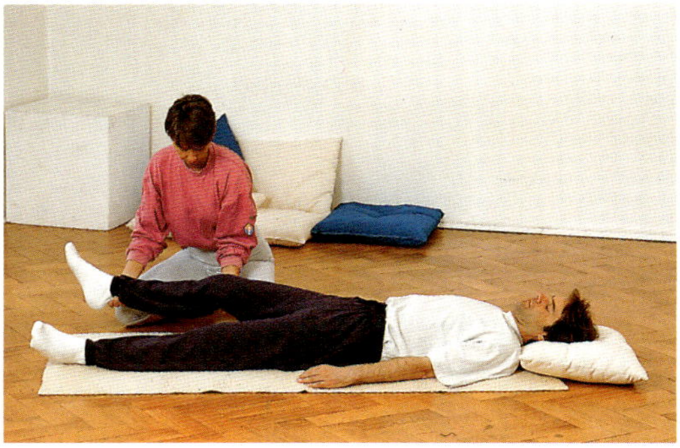

»Entspannung nach Hedi Haase« (1)

- Ist es die rechte Seite, knien Sie sich neben das rechte Bein Ihres Partners und legen Ihre rechte Hand unter sein rechtes Fußgelenk, Ihre linke Hand unter seine rechte Kniekehle. Heben Sie sein rechtes Bein etwas an, bewegen Sie es ein kleines Stück zu sich hin nach außen und legen Sie es wieder ab. Auf die gleiche Weise heben Sie es erneut an, bewegen es etwas weiter als das erste Mal nach außen zu sich hin, auf die gleiche Weise zum Körper zurück und legen es wieder ab (1).

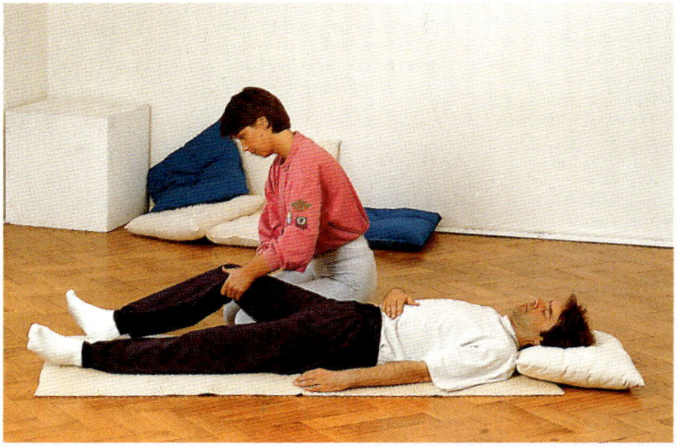

»Entspannung nach Hedi Haase« (2)

- Umgreifen Sie den rechten Oberschenkel Ihres Partners oberhalb seines Knies mit beiden Händen, beginnen Sie, sein rechtes Bein zu beugen, wobei seine Fußsohle über die Unterlage rutscht (2). Legen Sie Ihre rechte Hand an seine Knieaußenseite, Ihre linke an seine Oberschenkelaußenseite und lassen Sie sein rechtes Bein in Ihren Händen nach außen zu sich hin sinken (3).

»Entspannung nach Hedi Haase« (3)

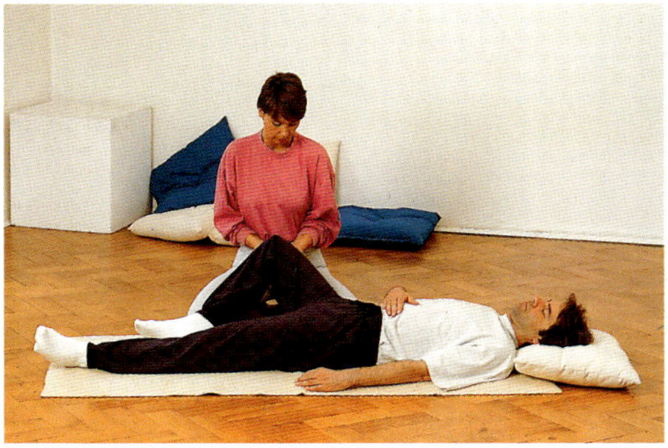

Geben Sie Ihrem Partner das Gefühl, daß er sich völlig auf Ihre stützenden Hände verlassen kann. Führen Sie sein Knie auf die gleiche Weise zur Mitte zurück.

- Stützen Sie mit Ihrer linken Hand die rechte Oberschenkelunterseite Ihres Partners, legen Sie Ihre rechte Hand unter sein rechtes Fußgelenk und heben Sie seinen rechten Unterschenkel an, bis sein Knie gestreckt ist (4). Ziehen Sie sein rechtes Bein in Längsrichtung noch etwas heraus, damit es nicht gestaucht wird, und halten Sie diesen Zug einige Augenblicke. Lassen Sie sein Bein zur Unterlage zurücksinken.

»Entspannung nach Hedi Haase« (4)

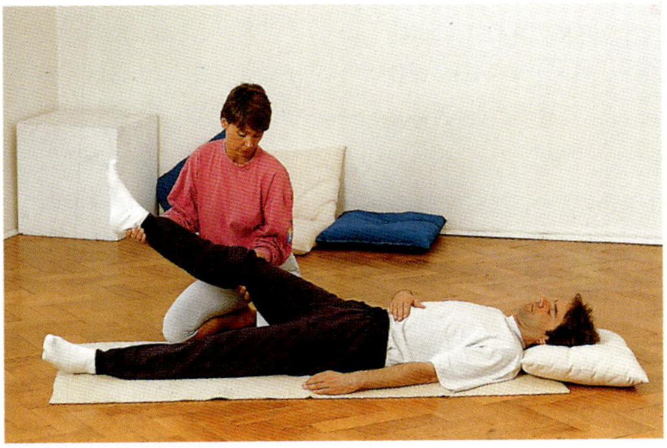

- Setzen Sie sich in Beckenhöhe rechts neben Ihren Partner, legen Sie ihm seinen rechten Unterarm und seine rechte Hand auf den Bauch. Schieben Sie Ihre beiden Hände, Handinnenflächen nach oben, unter das Becken Ihres Partners und heben Sie es auf dieser Seite etwas an (5); während Sie das Becken zurücksinken lassen, ziehen Sie Ihre Hände zurück, bis das Becken entspannt wieder aufliegt. Legen Sie Hand und Unterarm Ihres Partners auf die Unterlage zurück.

»Entspannung nach Hedi Haase« (5)

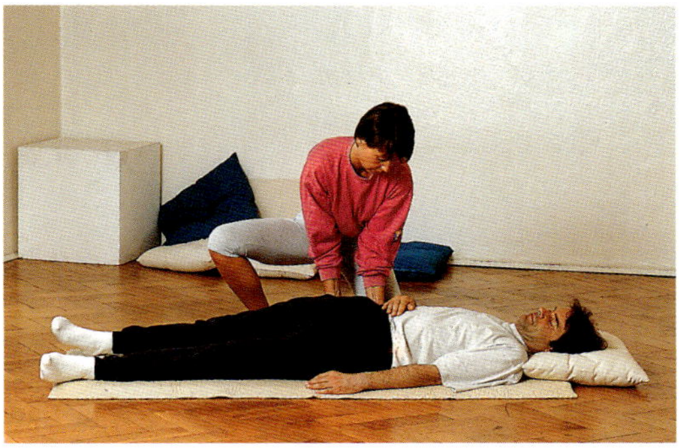

- Knien Sie sich neben den rechten Oberarm Ihres Partners, legen Sie Ihre rechte Hand unter sein rechtes Handgelenk und heben Sie seinen rechten Unterarm langsam rechtwinklig an. Lassen Sie seinen Arm zurücksinken, wobei Sie seine Hand und seine Finger abstützen (6).

»Entspannung nach Hedi Haase« (6)

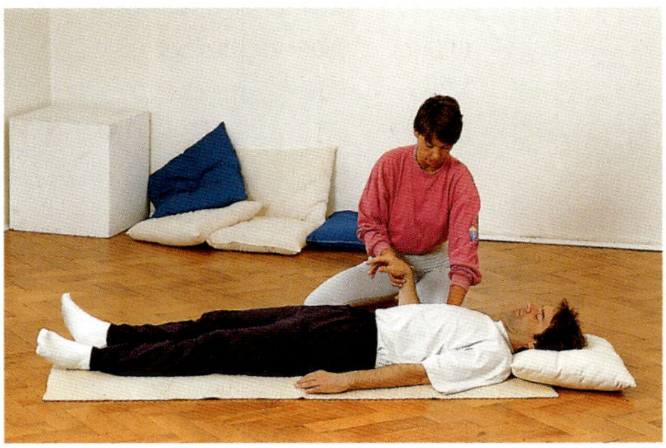

- Stützen Sie das rechte Handgelenk und den rechten Oberarm Ihres Partners mit Ihren Händen ab, heben Sie seinen Arm etwas an, bewegen Sie ihn ein kleines Stück nach außen zu sich hin und legen sie ihn wieder ab. Auf die gleiche Weise heben Sie den Arm erneut an, bewegen ihn etwas weiter als das erste Mal nach außen zu sich hin, auf die gleiche Weise wieder zum Körper zurück und legen ihn wieder ab (7).

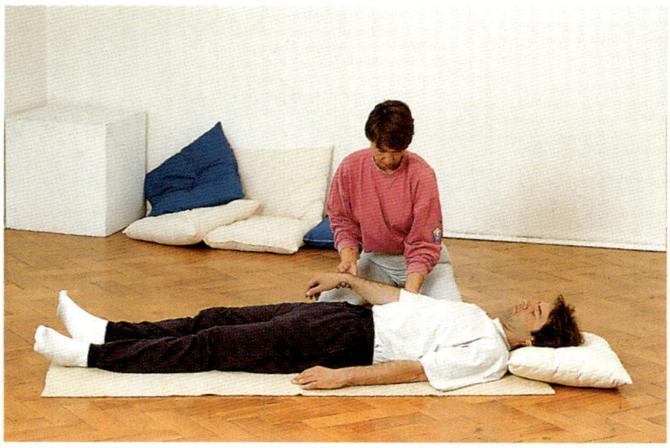

»Entspannung nach Hedi Haase« (7)

- Knien Sie sich neben die rechte Schulter Ihres Partners, legen Sie Ihre Hände nebeneinander, Handinnenflächen nach oben, so auf den Boden, daß Ihre Finger zur Schulter Ihres Partners zeigen. Schieben Sie beide Hände unter seine rechte Schulter, heben Sie die Schulter an; während Sie die Schulter zurücksinken lassen, ziehen Sie Ihre Hände zurück, bis die Schulter wieder entspannt aufliegt (8).

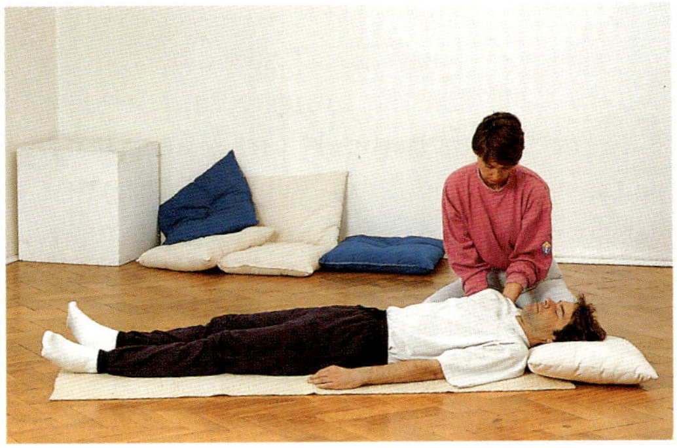

»Entspannung nach Hedi Haase« (8)

Damit ist die Entspannung der rechten Körperseite Ihres Partners abgeschlossen; er spürt jetzt einige Minuten in Ruhe nach. Dann schildert er, wie er diese Seite, im Gegensatz zur linken, jetzt wahrnimmt. Anschließend führen Sie die gleichen Bewegungen, ebenso langsam, an der linken Körperseite Ihres Partners aus. Danach können Sie die Rollen tauschen.

»Entspannung nach Edmund Jacobson«

Diese ebenso einfache wie wirkungsvolle Entspannungstechnik wird auch »Progressive Relaxation« (»voranschreitende Entspannung«) genannt. Edmund Jacobson setzte sich intensiv mit der Funktionsweise der Muskeln auseinander und fand dabei heraus, daß körperliche Anspannung in direktem Zusammenhang mit seelischer Anspannung steht. Ziel seiner Entspannungstechnik ist deshalb, durch kurzes Anspannen und anschließendes Entspannen der Muskeln zugleich seelische Entspannung herbeizuführen.

Körperlich und seelisch entspannen

Dabei werden bestimmte Muskelgruppen kurz angespannt, um sie gleich darauf wieder zu entspannen, wobei die Entspannungsphase deutlich länger dauert als die Anspannungsphase. Wichtig ist bei dieser Übung, die unterschiedlichen körperlichen Vorgänge während beider Phasen bewußt und möglichst genau wahrzunehmen.

▶ Legen Sie sich entspannt und bequem mit dem Rücken auf eine feste Unterlage. Halten Sie die Anspannung der einzelnen Körperbereiche jeweils etwa sieben Sekunden lang, um sie anschließend jeweils für etwa 40 Sekunden wieder völlig zu entspannen.

- Ballen Sie Ihre »Gebrauchshand« zur Faust (Rechtshänder – rechte Hand, Linkshänder – linke Hand), und spüren Sie dabei die Muskeln in Ihrem Unterarm. Öffnen Sie die Hand, lassen Sie dabei vollständig locker. Anschließend das gleiche mit der anderen Hand, danach mit beiden Händen gleichzeitig.
- Legen Sie die Hände auf Ihre Schultern, die Ellenbogen sind dabei gebeugt. Halten Sie diese Beugespannung. Legen Sie die Arme wieder zurück auf die Unterlage und lassen sie entspannt und gelöst liegen.
- Drehen Sie Ihre neben dem Körper liegenden Arme nach außen, indem Sie die Handinnenflächen zur Decke richten, drücken Sie Ihre Unterarme fest gegen die Unterlage. Lösen Sie anschließend die Spannung, und lassen Sie die Arme wieder bequem auf der Unterlage ruhen.

Zeitlassen beim Üben

- Heben Sie die Schultern von der Unterlage und halten sie gespannt. Spüren Sie dabei die Muskeln an Schulter und vorderem Brustkorb. Lassen Sie wieder locker, indem Sie die Schultern langsam zur Unterlage zurücksinken lassen.
- Ziehen Sie beide Schultern hoch, und spüren Sie dabei die Spannung in den Nackenmuskeln. Lassen Sie die Schultern wieder entspannt zurücksinken.
- Drücken Sie Ihren Hinterkopf fest gegen die Unterlage, und spüren Sie die Muskeln

Das Übungsprogramm

in Ihrem Nacken. Lösen Sie die Spannung, so daß Ihr Kopf wieder gelöst und entspannt auf der Unterlage ruht.

Kurz anspannen und wieder entspannen

- Spannen Sie die Gesichtsmuskeln, indem Sie Ihre Augenbrauen hochziehen und die Stirn in Falten legen. Lockern Sie Ihre Stirnmuskeln und spüren Sie, wie die Muskeln sich wieder entspannen, die Stirn sich wieder glättet.
- Kneifen Sie Ihre Augen fest zusammen. Lösen Sie die Spannung, so daß die Augenlider wieder völlig entspannt auf den Augen liegen.
- Beißen Sie die Zähne aufeinander, und spüren Sie die Spannung in den Kiefermuskeln. Lassen Sie vollständig los, so daß Sie den Kiefer wieder bewegen können und auch Ihre Zunge als gelöst empfinden.
- Ziehen Sie den Bauch so weit wie möglich nach innen, spüren Sie dabei die Anspannung der Bauchmuskeln. Lösen Sie die Spannung, bis Ihre Bauchmuskeln wieder völlig gelöst sind.
- Spannen Sie Ihre Bauchmuskeln an, indem Sie den Bauch jetzt nach außen drücken. Lösen Sie die Spannung, bis Ihre Bauchmuskeln wieder völlig gelöst sind.
- Spannen Sie Gesäß und Oberschenkel an, indem Sie das Gesäß zusammenkneifen und die Knie strecken. Spüren Sie dabei die Anstrengung der Muskeln in Gesäß und Oberschenkeln. Lösen Sie die Spannung, indem Sie sich wieder in die Unterlage sinken lassen.
- Krallen Sie die Zehen nach innen, strecken und spannen Sie die Füße in Richtung Boden. Spüren Sie dabei die Muskelspannung in den Waden. Entspannen Sie Zehen und Füße, und lassen Sie Ihre Beine wieder gelöst auf der Unterlage liegen.
- Strecken Sie Ihre Zehen und ziehen Sie die Füße in Richtung Ihrer Unterschenkel. Spüren Sie dabei die Anspannung an Fußrücken und Schienbeinen. Entspannen Sie Zehen und Füße, und lassen Sie Ihre Beine wieder gelöst auf der Unterlage liegen.
- Beenden Sie die Entspannungsübung, indem Sie Ihre Augen öffnen, tief durchatmen und den ganzen Körper nach Lust und Laune strecken, dehnen und räkeln. Lassen Sie sich dabei Zeit.

Zeit lassen

Atemübungen

Atem ist Leben; ohne unseren Willen einsetzen zu müssen, atmen wir in geregelter Abfolge, um mit jedem Einatmen den für uns lebenswichtigen Sauerstoff aufzunehmen und mit jedem Ausatmen den Körper von Kohlendioxid, den »Abgasen«, zu entlasten (Gasaustausch). Während des Einatmens werden die Muskeln zwischen den Rippen angespannt und heben den Brustkorb an. Gleichzeitig spannt sich der Zwerchfellmuskel an, bewegt sich nach unten und drückt die Bauchorgane zusammen. Dadurch vergrößert sich der Brustraum, die Lungen werden gedehnt, in den Lungenbläschen findet der Austausch von Sauerstoff und Kohlendioxid statt.

Beim Ausatmen läßt die Spannung der Muskeln wieder nach, der Brustkorb sinkt wieder zurück und durch die Entspannung des Zwerchfellmuskels entsteht eine Sogwirkung, wodurch Durchblutung und Tätigkeit der Bauchorgane angeregt werden.

Wir können selbst viel dafür tun

Auch wenn Ein- und Ausatmung nicht unserem Willen unterliegen, können wir selbst viel dafür tun, den Körper optimal mit Sauerstoff zu versorgen. Dazu gehört auch das Ein- und Ausatmen durch die Nase: Durch die Filterwirkung der Härchen an den Naseninnenwänden wird die aufgenommene Luft gereinigt. An den Schleimhäuten wird sie angefeuchtet und die kalte Luft auf Körpertemperatur erwärmt.

Enge Kleidung behindert

Gesundes, tiefes Atmen ist nur möglich, wenn wir es zulassen; zu enge Kleidung, etwa straffsitzende Jeans, führt nicht nur zu Fehlhaltungen, sondern engt auch die natürliche Bewegung des Atems ein; sie fixiert das Becken und verhindert somit die Zwerchfellatmung.

Fehlhaltungen haben also großen Einfluß darauf, ob wir tief durchatmen können und dadurch den Organismus ausreichend mit Sauerstoff versorgen. Langes Sitzen etwa mit rundem Rücken und übereinandergeschlagenen Beinen engt den Brust- und Bauchraum ein; dadurch wird die Atembewegung eingeschränkt, die Atmung wird oberflächlich und intensiver Gasaustausch wird erschwert.

▶ Achten Sie deshalb bitte darauf, daß Ihre Kleidung Sie nicht einengt oder einschnürt. Lockern Sie zu enge Gürtel, kaufen Sie die Jeans lieber eine Nummer größer, damit Ihnen genügend Bewegungsfreiheit bleibt, um tief ein- und ausatmen zu können.

- Versuchen Sie, immer wieder Haltungen einzunehmen, die Ihnen tiefes Durchatmen ermöglichen.

Die Atmung unterstützen

Im folgenden stellen wir Ihnen drei Atemübungen vor, mit denen Sie Ihre Atmung positiv beeinflussen können. Wählen Sie die Übung aus, die Ihnen jeweils am besten erscheint.

▶ Wie Sie richtig üben, finden Sie auf Seite 53.

■ Die Übung »Bauchatmung« eignet sich auch als »kleine« Übung zur »Erfrischung« zwischendurch.

»Bauchatmung« (Zwerchfellatmung)

Häufig atmen wir, bedingt durch enge Kleidung und falsche Haltungen, nur noch oberflächlich. Mit dieser einfachen Übung lernen Sie, wieder tief in den Bauch hinein zu atmen – wie Kinder es noch können –, um auf diese Weise mehr Sauerstoff zu »tanken«. Wenn Sie die Atemübung nicht im Liegen machen können, etwa während der Arbeit, können Sie sie – zum Beispiel in einer kleinen Verschnaufpause zwischendurch – ebensogut auch im Sitzen ausführen. Am wirksamsten ist die Übung, wenn sie dreimal täglich gemacht wird.

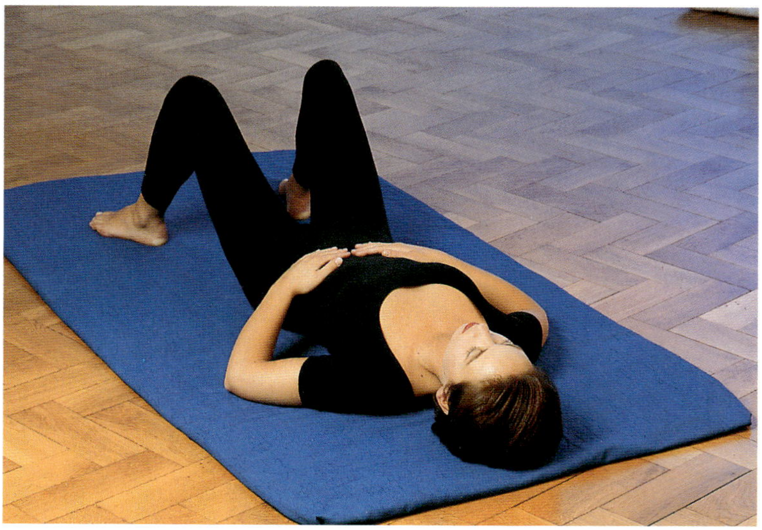

»Bauchatmung«

▶ Legen Sie sich entspannt und bequem mit dem Rücken auf eine feste Unterlage auf dem Boden. Entspannen Sie den Bauch, indem Sie beide Beine gebeugt aufstellen. Legen Sie beide Hände locker auf die Bauchdecke, um die Atembewegungen spüren zu können (Foto Seite 88).
Oder setzen Sie sich so bequem wie möglich auf einen Stuhl mit Rücken- und Seitenlehne, die Füße stehen fest auf dem Boden, die Arme liegen auf den Lehnen, die Hände liegen locker auf dem Bauch.
Beginnen Sie mit der Ausatmung, wobei die Bauchdecke nach innen sinkt. Lassen Sie eine kurze Pause folgen. Atmen Sie anschließend tief ein, und spüren Sie, wie die Bewegung des Zwerchfells den Bauch nach außen wölbt. Ihre Bauchmuskeln bleiben dabei völlig entspannt. Atmen Sie wieder aus. Beenden Sie die Übung nach drei Minuten.

»Rollenlagerung nach Hedi Haase«

Für tiefes, entspanntes Atmen

Die »Rollenlagerung« hilft Ihnen, Ihren Körper in großem Bogen zu strecken, vor allem die Brustwirbelsäule, wodurch der Hals- und der Lendenbereich der Wirbelsäule entlastet werden. Gleichzeitig wird die vordere Körperseite gedehnt, Brust- und Bauchraum werden vergrößert, was einen tieferen Atem und damit eine bessere Sauerstoffaufnahme ermöglicht. Für diese Übung brauchen Sie zwei rechteckige Handtücher und ein Kissen.

Bitte beachten Sie

Wenn Sie oft mit rundem Rücken stehen oder sitzen, oder wenn Ihre Schultern häufig nach vorne fallen oder nach oben gezogen sind, beginnen Sie mit kleinen Rollen; je größer die Rollen sind, desto intensiver ist die Wirbelsäulenstrekkung. Gerade dann, wenn Ihr Körper sich schon über längere Zeit an Fehlhaltungen gewöhnt hat, ist es wichtig, mit dieser Übung langsam zu beginnen und dem Körper Zeit zu geben, sich auf die richtige, ihm aber inzwischen ungewohnte Haltung umzustellen.

Langsam beginnen

▶ Rollen Sie die Handtücher jeweils an ihrer Schmalseite zusammen. Legen Sie die Rollen im Abstand von etwa zwanzig Zentimetern parallel auf den Boden. Legen Sie sich mit dem Rücken so auf die Rollen, daß

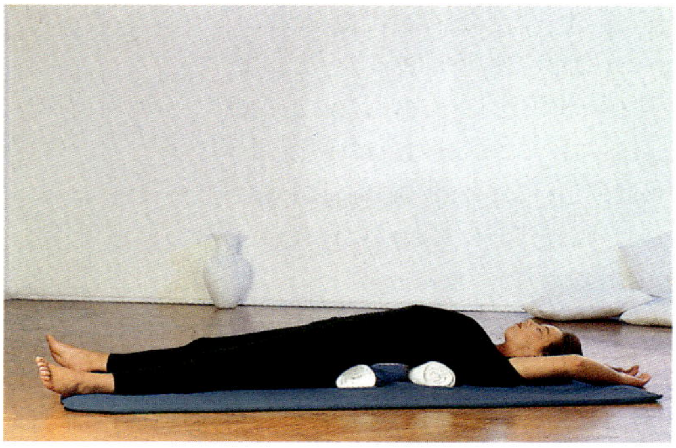

»Rollenlagerung nach Hedi Haase«

die untere Rolle quer unter Ihrem Kreuzbein, die obere Rolle quer unter der Brustwirbelsäule in Höhe der Brustbeinspitze liegt. Ist die Position der Rollen falsch, ziehen Sie die Beine an, legen die Rollen richtig und strecken die Beine wieder entspannt aus.
Legen Sie die Arme gestreckt hinter dem Kopf auf den Boden und lassen Sie sie gelöst liegen (Foto). Wenn es Ihnen bequemer ist, schieben Sie sich ein kleines Kissen unter den Kopf. Versuchen Sie, sich in die Rollen sinken zu lassen und sie als einen Teil Ihres Körpers anzunehmen. Atmen Sie tief in den Bauch, und lassen Sie den Atem in einer Wellenbewegung zum Brustkorb weiterlaufen, um anschließend wieder sanft auszuatmen – wie beim langsamen Zurückweichen einer Meereswelle. Bleiben Sie acht bis zehn Minuten ruhig und entspannt liegen.

Drehen Sie sich auf die Seite, schieben Sie die Rollen weg und legen Sie sich wieder auf den Rücken. Bleiben Sie entspannt in bequemer Haltung liegen und spüren Sie nach, ob Sie jetzt an Ihrem Körper eine Veränderung wahrnehmen können.
Nehmen Sie sich weitere acht bis zehn Minuten Zeit zum Nachruhen, bevor Sie wieder aufstehen. Mit zunehmender Übung können Sie die Zeit schrittweise nach Belieben verlängern.

»Halbmondlage«

Für tiefe Brust- und Flankenatmung

Bei dieser Übung steht die Dehnung der Körperseiten im Vordergrund; sie ermöglicht eine intensive Brust- und Flankenatmung.
Gehen Sie auch bei der »Halbmondlage« langsam und schrittweise vor, um die Atembewegungen bewußt wahrzunehmen.

▶ Legen Sie sich entspannt und bequem mit dem Rücken auf eine feste Unterlage auf dem Boden, die Arme liegen neben dem Körper (Seite 91, 1). Schieben Sie beide Beine nacheinander in kleinen Schritten langsam zur rechten Seite und lassen sie parallel nebenein-

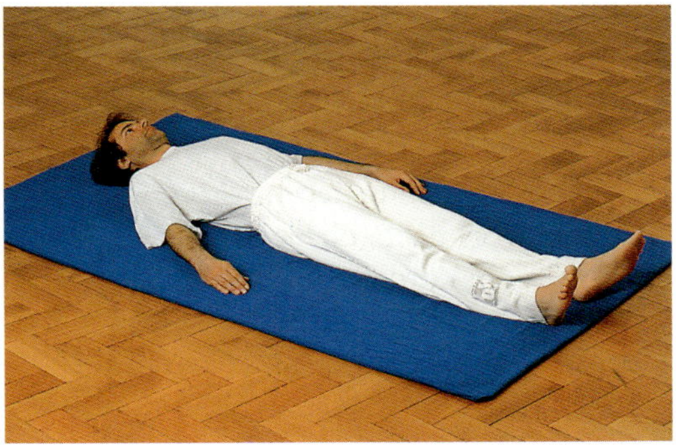

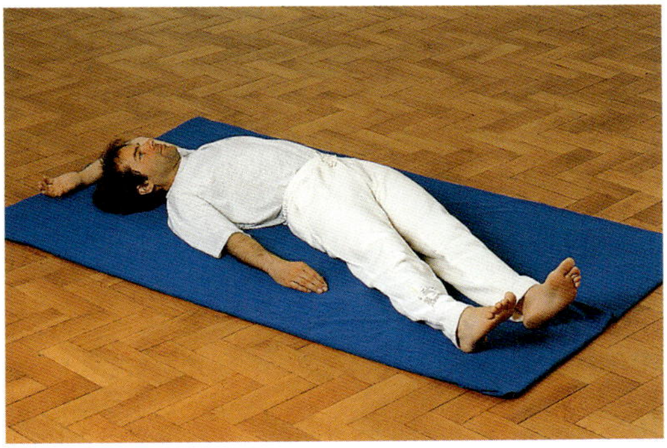

»Halbmond-lage« oben (1), unten (2)

ander liegen – jedoch nur soweit, daß Ihr Becken dabei weiter entspannt aufliegt.
Atmen Sie tief in den Bauch hinein und weiter in die gedehnte linke Körperseite.
Versuchen Sie, sich dabei zu entspannen und sich völlig in diese Lage »hineinsinken« zu lassen, um noch vorhandene Muskelanspannungen zu lösen.
Erweitern Sie die Übung, indem Sie den linken Arm anheben und ihn angewinkelt neben dem Kopf wieder auf die Unterlage legen (2). Atmen Sie dabei tief in den Bauch hinein und weiter in die gedehnte linke Seite bis hin zu den unteren Rippen.
Heben Sie Kopf und Schultern etwas an, neigen Sie sie zur rechten Seite, und legen Sie sie wieder auf die Unterlage.
Atmen Sie tief in den Bauch hinein und lassen Sie den Atem bis zur Achsel und an der gesamten gedehnten linken Körperseite entlangfließen.
Versuchen Sie, sich völlig entspannt in diese Lage »hineinsinken« zu lassen. Bleiben Sie auf diese Weise etwa 15 Minuten liegen.
Lösen Sie die »Halbmondlage« auf, indem Sie abwechselnd Beine und Schultern schrittweise langsam zur Mitte zurückbewegen. Legen Sie Ihren linken Arm wieder neben den Körper.
Vergleichen Sie die unterschiedliche Wahrnehmung beider Körperseiten, spüren Sie nach, wie sich jetzt das Atmen anfühlt.
Nach einer kurzen Pause wiederholen Sie die Übung mit der anderen Körperseite.

Zum Nachschlagen

Bücher, die weiterhelfen

Bachmann, Dr. med. Robert M.:, *Gesund & fit durch Darmreinigung;* Gräfe und Unzer Verlag, München.

Brügger, A., *Gesunde Körperhaltung im Alltag;* TA. Brügger Verlag, Zürich.

Collier, Dr. med. Renate, *Wie neugeboren durch Darmreinigung;* Gräfe und Unzer Verlag, München.

GU Gesundheit Spezial, *Fühl dich gut!* Von Atmen bis ZEN – Die zehn besten Methoden für mehr Energie, Balance, Harmonie von Körper und Seele; Gräfe und Unzer Verlag, München.

Haase/Ehrenberg/Schweizer, *Lösungstherapie in der Krankengymnastik;* Pflaum Verlag, München.

Heß, H./Eder, K./Montag, H.J./Schutt K., *Rückenschmerzen – Natürliche Behandlungsmethoden;* Falken-Verlag, Niedernhausen.

Johnen, Wilhelm:, *Muskelentspannung nach Jacobson;* Gräfe und Unzer Verlag, München.

Klein-Vogelbach, *Therapeutische Übungen zur funktionellen Bewegungslehre;* Springer Verlag, Berlin.

Kuratorium Knochengesundheit e.V. (Hrsg.): *Sprechstunde Osteoporose* – Vorbeuge-Programm gegen Knochenschwund/Praktische Hilfen für den Alltag; Gräfe und Unzer Verlag, München.

Langen, Prof. Dr. med. Dietrich, *Autogenes Training;* Gräfe und Unzer Verlag, München.

Lesch, Matthias/Förder, Gabriele, *Kinesiologie – Aus dem Streß in die Balance;* Gräfe und Unzer Verlag, München.

Ohm, Dietmar, *Progressive Relaxation;* Trias-Thieme Verlag, Stuttgart.

Pape, A., *Heben und Heben lassen;* Pflaum Verlag, München.

Schmidt, Sigrid, *Innere Harmonie durch Bachblüten;* Gräfe und Unzer Verlag, München.

Schulz, B., *Lehrbuch der Rückenschule*; Fachklinik Enzensberg (Selbstverlag), Hopfen am See/Füssen.
Schutt, Karin, *Massagen– Wohltat für Körper und Seele*; Gräfe und Unzer Verlag, München.
Schwarz, Aljoscha, Schweppe, Ronald: *Licht für die Seele* – Raus aus dem Stimmungstief!; Gräfe und Unzer Verlag, München.
Tilscher, H./Eder, M., *Der Kreuzschmerz im Wechsel der Lebensabschnitte*; Hippokrates Verlag, Stuttgart.
Thoman, K.D.: *Das Rückenbuch*; Trias-Thieme Verlag, Stuttgart.
Wagner, Dr. Franz: *Reflexzonen-Massage*; Gräfe und Unzer Verlag, München.
Werner, GT., K. Klimczyk, J. Rude: *Checkliste Physikalische und Rehabilitative Medizin*; Thieme Verlag, Stuttgart.
Winkler, Dr. med. Martin: *Die neue F.-X.-Mayr-Kur*; Gräfe und Unzer Verlag, München.
Zauner, Renate, *Mein Rücken – schmerzfrei und beweglich;* Gräfe und Unzer Verlag, München.

Adressen, die weiterhelfen

Bei diesen Institutionen erhalten Sie Auskunft, wo Sie Kurse für Rückenschule und/oder Entspannung in Ihrer Nähe besuchen können:

- Volkshochschulen
- Krankenhäuser mit angeschlossener Abteilung Physikalische Medizin und Orthopädie
- Physio-Therapie-Praxen
- Deutsche Rheuma-Liga (Landesverbände)
- Osteoporose-Selbsthifegruppen

Sachregister

Inhaltlich unveränderte Neuausgabe von *Rückenschule*, ISBN 3-7742-1852-8, Gräfe und Unzer Verlag GmbH, München.

Redaktionsleitung: Doris Birk
Redaktion: Doris Schimmelpfennig-Funke
Lektorat: Christine Pfützner
Fotos: Christophe Schneider; Seite 8: Tony Stone Bilderwelten
Umschlagvorderseite: Tom Roch
Styling: Jeannette Heerwagen
Zeichnungen: Gerlind Bruhn
Umschlaggestaltung: Independent Medien-Design
Layout: Heinz Kraxenberger
Herstellung: Ina Hochbach, Ran Dae No
Satz: Design-Typo-Print GmbH, Ismaning
Lithos: Artilitho, Trento

Printed in Italy

ISBN 3-7742-1800-5

Auflage	5.	4.	3.
Jahr	2003	02	01

Wir danken den Firmen Wiekhahn, Sportscheck und Japan-Laden, alle München, für die Leihgaben beim Styling der Fotos.

Das Original mit Garantie

Ihre Meinung ist uns wichtig. Deshalb möchten wir Ihre Kritik, gerne aber auch Ihr Lob erfahren, um als führender Ratgeberverlag für Sie noch besser zu werden. Darum: Schreiben Sie uns! Wir freuen uns auf Ihre Post und wünschen Ihnen viel Spaß mit Ihrem GU-Ratgeber.

Unsere Garantie: Sollte ein GU-Ratgeber einmal einen Fehler enthalten, schicken Sie uns bitte das Buch mit einem kleinen Hinweis und der Quittung innerhalb von sechs Monaten nach dem Kauf zurück. Wir tauschen Ihnen den GU-Ratgeber gegen einen anderen zum gleichen oder ähnlichen Thema um.

Ihr Gräfe und Unzer Verlag
Redaktion Gesundheit
Postfach 86 03 25
81630 München
Fax: 089/41981-113
e-mail: leserservice@graefe-und-unzer.de